ullstein

Das Buch

Kein Wissen mehr um das eigene Ich. Selbst die Worte sind verschwunden: Man liest nicht, spricht nicht, auch das Denken scheint versiegt. Kaum etwas macht uns mehr Angst als die innere Leere, die zu den Symptomen vieler Erkrankungen gehört, wie etwa der Demenz oder Borderline und Depression. Die vermutete Leere von Koma und Locked-in schreckt uns so sehr, dass wir sogar Patientenverfügungen unterschreiben, damit man uns diese Zustände erspart. Doch dieser negativen Leere kann man auch eine positive entgegensetzen: Unser Gehirn ist weit mehr als nur eine Zentrale des Denkens. Es ist auch ein Organ, das sogar gerne gedankenlos ist. Die aktuelle Hirnforschung liefert weitere Belege für die Lust an der Leere und zeigt, wie wir sie für uns nutzen können, insbesondere in einer Welt, die von uns ständige Aktivität erwartet.

Die Autoren

Niels Birbaumer, geboren 1945, studierte Psychologie und Neurophysiologie in Wien und London. Er leitet das Institut für medizinische Psychologie und Verhaltensneurobiologie an der Universität Tübingen. Birbaumer hat zahlreiche Gastprofessuren im Ausland inne. Sein Buch *Dein Gehirn weiß mehr, als du denkst*, das er zusammen mit Jörg Zittlau geschrieben hat, war ein Bestseller.

Jörg Zittlau studierte Philosophie, Biologie und Sportmedizin. Als freier Journalist schreibt er unter anderem für die *Welt*, *bild der wissenschaft* und *Psychologie heute*. Er ist Autor mehrerer Bestseller und lebt mit seiner Familie in Bremen.

Von den Autoren ist in unserem Hause bereits erschienen:
Dein Gehirn weiß mehr, als du denkst

Niels Birbaumer
und Jörg Zittlau

Denken wird überschätzt

Warum unser Gehirn
die Leere liebt

Ullstein

Besuchen Sie uns im Internet:
www.ullstein-taschenbuch.de

MIX
Papier
FSC FSC® C083411

Ungekürzte Ausgabe im Ullstein Taschenbuch
1. Auflage Januar 2018

Umschlaggestaltung: zero-media.net, München, nach einer Vorlage von Rothfos & Gabler
© Titelabbildung: © Gettyimages / The Image Bank
Innenabbildungen: © Niels Birbaumer
Lektorat: Claudia Schlottmann
Grafiken: © Peter Palm, Berlin
Satz: L42 AG, Berlin
Gesetzt aus der Aldus nova Pro
Druck und Bindearbeiten: CPI books GmbH, Leck
ISBN 978-3-548-37726-1

»… die Idee des Nichts fügt dem Wirklichen nichts hinzu, nimmt ihm aber auch nichts weg. In der psychologischen Erfahrung des Nichts erhält unser eigenes Nichts seinen wahren Sinn …«

Albert Camus, *Der Mythos des Sisyphos*

Inhalt

Vorwort

Mit dem Fallschirm in die Leere

Ich war grün. Noch wenige Minuten zuvor hatte ich munter plaudernd und mit halbwegs gesunder Gesichtsfarbe das Flugzeug bestiegen – mit dem Ziel, die Funktionstüchtigkeit unserer schnurlosen Technik zum Messen der Herz- und Schweißdrüsenaktivitäten unter außergewöhnlichen Bedingungen zu demonstrieren. Doch jetzt standen wir kurz vor unserem Fallschirmsprung, und ich sah aus wie ein Vampir, der von der falschen Blutgruppe genascht hat: bleich, mit einem Grünstich, den man später sogar auf Fotos erkennen konnte. Die Zunge klebte mir am Gaumen, und meine Knie zitterten, als ich in Richtung Ausstiegsluke wankte. Zu hören war nichts mehr von mir, kein Wort. Ich hätte auch nichts Sinnvolles mehr zuwege gebracht, denn meine Gedanken rasten, ohne irgendetwas Konstruktives zur Situation beizutragen. Mein Freund, der Hirnforscher und Musiker Valentino Braitenberg, hat das Gehirn eine »Gedankenpumpe« genannt, die fortwährend etwas aus der Tiefe nach oben schöpft, das sonst niemand registrieren würde. Bei mir stand diese Pumpe gerade vor dem hyperaktiven Kollaps, förderte nur noch Gedankenfetzen zutage, so ähnlich wie ein Schiffbrüchiger, der verzweifelt versucht, sein volllaufendes Rettungsboot mit einem Joghurtbecher leer zu schöpfen.

Dann endlich der Sprung. Vermutlich hat mich jemand geschubst, ich weiß es nicht mehr. Wie ich generell nicht mehr viel von dem weiß, was vom Absprung bis zur Landung geschah. Denn plötzlich wich die Panik aus mir. Das Gedankenkarussell kam zur Ruhe, und ich stürzte einfach nur in die Tiefe, mit dem Himmel über und den langsam näher kommenden Wäldern unter mir. Es war ein Moment der Entrückung, mich selbst gab es eigentlich nicht mehr. Die Angst vor dem Sprung war weg, und neue Angst gab es auch nicht, weil ich keine Möglichkeit mehr hatte, irgendetwas zu tun. Unser Schnurlos-Projekt tangierte mich ohnehin nicht mehr, und auch die übrigen Alltagssorgen verflogen dort oben mit dem Wind, der in meinen Ohren donnerte. Ich habe schon von Bergsteigern gehört, denen beim Sturz in die Tiefe noch einmal ihr gesamtes Leben ins Bewusstsein kam. Bei mir war: nichts. Nur Leere. Die Welt war noch da, doch die Grenzen zu ihr verschwammen. Meine Mitflieger sagten mir später, dass ich während des Falls noch einige Sekunden gejohlt hätte, wie sie es noch nie von mir gehört hätten. Ich kann mich nicht daran erinnern. Ich weiß nicht einmal mehr, dass sich der Fallschirm öffnete. Ich erinnere mich nur noch an die Landung, die ich – mit leichten Verletzungen – in den Ästen eines Baumes erlebte, weil ich vergessen hatte, zu steuern. Und an die tiefe Enttäuschung darüber, dass es vorbei war. Ich fühlte mich wie aus einem wunderschönen Traum erwacht, von dem ich aber nicht mehr wusste, was ihn so schön gemacht hatte.

Seitdem bin ich nie wieder mit dem Fallschirm gesprungen. Nicht aus Angst vor dem Fall, denn die wurde mit dem ersten Sprung besänftigt. Aber ich habe eine andere Angst. Dass nämlich der Sturz in die Tiefe nie wieder so sein wird wie damals: so wunderbar *leer.*

Was bleibt, wenn wir nicht denken und fühlen?

Hirnforscher beschäftigen sich in der Regel eher wenig mit Leere. In ihrer Arbeit geht es um Verhalten, Gedanken und Gefühle, um deren Unzulänglichkeiten, aber auch um deren Potential. Wir wissen mittlerweile, dass es sich beim Gehirn um ein enorm plastisches Organ handelt. Es kann immer dazulernen und sich anpassen, von der Jugend bis ins Alter. Kleinkinder wachsen problemlos mehrsprachig auf, Senioren können selbst im fortgeschrittenen Alter noch Jonglieren oder ein Musikinstrument lernen, aus Kriminellen können nützliche Mitglieder der Gesellschaft und umgekehrt aus erfolgreichen Geschäftsleuten scheiternde Kriminelle werden. Sehr viel – Erwünschtes und Unerwünschtes – ist möglich, und das erstreckt sich auch auf die Bewältigung von Krisen. Man ist immer wieder erstaunt, wie traumatisierte Kinder, geschundene KZ- oder Kriegsopfer es schaffen, irgendwann wieder ein erfülltes Leben zu führen. Andere Menschen wiederum brechen schon wegen eines verlorenen Fußballspiels in Verzweiflung aus.

In all diesen Fällen ist problemlösendes Denken gefordert – unsere Gedankenpumpe arbeitet auf Hochtouren. Und das vermittelt uns nicht nur die Erkenntnis, dass die Welt existiert, sondern auch, dass *wir* in ebendieser Welt existieren. René Descartes formulierte dazu den berühmten Satz: *Cogito ergo sum – Ich denke, also bin ich*. Alles mag ungewiss und zweifelhaft sein, doch es bleibt die Tatsache, dass *ich* es bin, der diese Zweifel denkt; und das klingt ja zunächst einmal tröstlich.

Andererseits klingt es auch beunruhigend. Denn es wirft eine Frage auf: Was bleibt von uns, wenn wir nicht denken und fühlen? Sind wir dann nur noch – ein Nichts? Müssen wir Angst haben, in einem Meer von Leere zu versinken und schließlich zu verlöschen?

In unserem täglichen Leben jedenfalls spielt diese Angst,

wie in Kapitel 1 besprochen wird, offenbar eine große Rolle. Wir können es kaum ertragen, wenn der Fernseher oder das Internet ausfällt, wenn wir mal untätig oder alleine sein müssen. In einer Umfrage unter jungen Männern und Frauen gaben zwei Drittel zu, dass sie auf einer einsamen Insel eher auf Sex verzichten könnten als auf ihr Handy. In anderen Umfragen zeigte sich, dass viele Menschen sich vor Langeweile ähnlich stark ängstigen wie vor einem Krebsgeschwür. Nach dem Motto: besser todkrank, als leer. An der University of Wisconsin setzte man gesunde, nicht-masochistisch veranlagte Menschen in einen Raum, in dem sie lediglich ihre Zeit absitzen sollten, trotzdem würde man ihnen am Ende ihre Aufwandsentschädigung auszahlen. Auf dem Tisch stand ein Gerät, mit dem sie sich selbst einen ungefährlichen, aber unangenehmen Stromschlag verpassen konnten. Man sollte erwarten, dass die überwiegende Mehrheit lieber ihre beschäftigungslose Zeit abgesessen hätte. Doch tatsächlich verabreichten sich zwei Drittel der Männer gleich mehrere Elektroschocks, ihr Durchschnittswert lag bei etwas mehr als sieben Schlägen pro Viertelstunde Beschäftigungslosigkeit.

Auch bei vielen Erkrankungen spielt unsere Angst vor Leere eine große Rolle (siehe Kapitel 10), wie etwa bei der Demenz, die am Ende zu völliger Teilnahmslosigkeit führt. Oder Borderline-Störung und Depression, bei denen die Patienten immer wieder von der Inhalts- und Sinnlosigkeit ihres Daseins sprechen. Psychopathen und Erwachsene mit Aufmerksamkeitsdefiziten (ADS) werden durch ihre Angst vor Leere zu ihrem auffälligen Verhalten getrieben. Um ihr zu entfliehen, brauchen sie starke Reize, weswegen sie Tiere und Menschen quälen, an der Börse zocken oder mit zweihundert Stundenkilometern über die Straßen kacheln. In einer Studie der Universität Innsbruck[1] zeigte sich, dass Menschen mit aggressiven, sadistischen

---

1 Sagioglou, C./ Greitemeyer, T. Appetite 96; 2016

und psychopathischen Verhaltensmerkmalen auf bittere Nahrungsmittel abfahren. Der Grund: Das Bittere gehört zu den extremen, potentiell sogar lebensbedrohlichen Reizen, die der Psychopath braucht. Viele Gifte schmecken bitter, deshalb sorgt die Reizung der Bitterrezeptoren auf der Zunge im Gehirn für Alarmstimmung. Schwarzer Kaffee und Gin Tonic gehören also auch zu den Kicks, die der Psychopath für sein Leben braucht. Nicht umsonst trinkt James Bond extrem trockenen Wodka Martini.

Wie stark sich unsere Erlebnisgesellschaft vor der Leere fürchtet, zeigt sich auch darin, dass knapp dreißig Prozent der Bundesbürger eine Patientenverfügung unterschrieben haben. Darin wird festgelegt, dass lebenserhaltende Maßnahmen beendet werden sollen, wenn der Patient nur noch regungslos im Bett liegt und keine Hoffnung mehr auf Heilung besteht. Die Angst vor diesem Zustand der absoluten Untätigkeit ist so groß, dass man lieber tot sein will. Dabei wissen nur die Wenigsten, was sie erwartet, wenn nichts mehr geht. Am Institut für Medizinische Psychologie und Verhaltensneurobiologie an der Universität Tübingen bemühen wir uns seit vielen Jahren um den Kontakt zu vollständig gelähmten Menschen, den sogenannten Locked-in-Patienten (siehe Kapitel 11). Dabei konnten wir nicht nur diverse Erfolge erzielen – es zeigte sich auch, dass diese Menschen offenbar eine hohe Lebensqualität besitzen. Zum Teil sogar höher als bei Gesunden! Und das, obwohl sie keinen Muskel mehr betätigen können und sich in ihrem Hirn überwiegend niederfrequente Aktivitäten zeigen, die man als »Leere-typisch« bezeichnen kann.

Oder fühlen sie sich gerade deshalb glücklich, *weil* ihr Leben von Leere »erfüllt« ist?

Leere gibt einen freien Blick auf die Welt

So postulieren schon einige Philosophen, dass in der Leere ein besonderes Lebensglück liegt (siehe Kapitel 2). Wie etwa Gautama Buddha und Arthur Schopenhauer, die im *Willen* den Quell allen Leidens sehen, weil er uns immer etwas begehren und tun lässt, ohne jemals zu einer abschließenden Befriedigung zu führen. Also besser, man bringt ihn zum Erlöschen. Beispielsweise durch Mitleid, weil es den Blick vom eigenen Willen ablenkt, oder durch Meditation, weil man mit ihrer Hilfe die Dinge begierdelos anschauen kann. Oder – nach Schopenhauers Ansicht – durch Musik, weil sie den Willen direkt und unmittelbar abbildet, sodass unser individueller Wille in ihr aufgehen und zur Ruhe finden kann. Die Hirnforschung hat tatsächlich naturwissenschaftliche Belege für diese Theorie gefunden (siehe Kapitel 9). So konnten wir in Tübingen nachweisen, dass gerade rhythmisch betonte Musik im Gehirn einfache, d.h. mathematisch leicht vorhersagbare und damit berechenbare neuroelektrische Schwingungsmuster mit geringen Unregelmäßigkeiten erzeugt. Mit Blues und Techno finden wir also leichter zur Leere als mit Klassik oder improvisiertem Jazz.

Die Forschung fand zudem heraus, dass unser Gehirn in den verschiedenen Leere-Zuständen vorzugsweise im »Twilight-Status« arbeitet, bei dem die Neuronen im niederfrequenten Wellenbereich feuern und der Thalamus seine Pforten schließt, sodass weniger Reize in den oberen Hirnregionen ankommen (siehe Kapitel 3). Das Gehirn hat also einen ausgewiesenen Leere-Mechanismus. Das Faszinierende ist, dass es ihn ausgesprochen gerne aktiviert, was wir auch daran ablesen können, dass diese Zustände tagsüber, vor allem aber nachts im Schlaf stets wiederkehren. Wir sind »Leere-affin«. So sehr uns Leere zuweilen Angst machen kann, so sehr zieht sie uns auch an. Was erstaunlich ist, weil sie ja eigentlich nichts, also keine konkrete Belohnung zu bieten hat, die im Gehirn ein Bestreben in eine Richtung auslösen könnte. Wir müssen uns demnach fragen: Was gibt uns die Leere, dass wir den Weg zu ihr suchen?

Bei näherer Betrachtung ergeben sich erstaunlich viele Antworten. So bedeutet Leere, dass unsere Defense-Systeme zur Ruhe kommen (siehe Kapitel 4). Diese sitzen vor allem in den tieferen Regionen des Gehirns, und ihre Aufgabe besteht darin, möglichst frühzeitig Gefahren aufzuspüren. Weswegen die Menschheit ohne sie zweifelsohne nicht überlebt hätte. Andererseits sorgen sie jedoch auch, wie es der Psychologe Martin Seligman treffend ausgedrückt hat, für ein »katastrophisches Gehirn«: Wir wähnen überall Gefahren. Und das bedeutet in einer Welt wie der unsrigen, die sehr komplex ist und entsprechend viele potentielle Gefahren zu bieten hat, dass die Gedankenpumpe permanent mit Gefahrenabwehr beschäftigt ist. Die Defense-Systeme sind mehr oder weniger im Dauereinsatz, was an den Kräften zehrt und – wie Psychosomatiker immer wieder betonen – vielen Krankheiten den Weg bereitet. Die Leere kann hier eine Pause schaffen und für Entlastung sorgen. Durch sie verlieren die Dinge an Bedeutung und damit auch ihre Problematik – und so gibt es keine Veranlassung, die Defense-Systeme sofort wieder zu aktivieren.

Doch damit nicht genug. Leere kann auch neue Reize schaffen. Was zunächst absurd klingt, weil das Nichts wohl kaum etwas erschaffen könnte. Doch wenn die Hirnwellen einen sanft wogenden Ozean niederfrequenter Wellen bilden, können aus ihm leichter hochfrequente Aufmerksamkeitswellen herausragen. Stecken wir Menschen in einen Floating-Tank, in dem neben dem Hören, Sehen, Tasten und Schmecken vor allem der propriozeptive Sinn für den eigenen Körper heruntergefahren wird, fühlen sie sich pudelwohl und tief entspannt, und einige berichten davon, dass ihnen in diesem Zustand der »Sinn-Losigkeit« neue, kreative Ideen kämen (siehe Kapitel 6).

Bei der Meditation konnten wir Ähnliches beobachten:

ein Hirnwellenmeer der Leere, aus dem vereinzelt Felsen der absoluten und interesselosen Aufmerksamkeit herausragen. Wobei allerdings die Ausprägung der Hirnwellen stark davon abhängt, wie weit sich der Proband tatsächlich meditativ versenken kann. Unter Anhängern des indischen Gurus Maharishi, der die Transzendentale Meditation begründet hat, fanden wir relativ viele, die eigentlich nur in einen Sitzschlaf gefallen waren. Danach untersuchten wir Anhänger der Zen-Meditation. Einer ihrer prominenten Vertreter aus den USA blieb zwar immerhin wach, doch auch seine Hirnwellen zeigten nichts, was man nicht auch im normalen Alltag finden könnte. Erst die Zen-»Originale« aus Asien erzeugten Hirnaktivitäten, die man weder dem Schlaf noch der alltäglichen Wachheit zuordnen konnte. Die Meditationsexperten koppelten die vorderen von den hinteren Hirnarealen ab und trennten dadurch die Sinneswahrnehmungen von ihrer Bedeutung. Es gelang ihnen also, die Welt bedeutungsleer zu machen und sie damit in ihrem Sosein zu betrachten: unaufgeregt, funktionslos und objektiv (siehe Kapitel 7).

Alternativlos: Leere braucht Vertrauen

Es gibt viele Wege zur Leere. Neben Meditation, Floating-Tanks, Musik und Tanz gehören dazu auch Sex, Religion und Epilepsie, drei Dinge, die einiges gemeinsam haben (siehe Kapitel 8). Und vermutlich gibt es noch viel mehr. Beim Schreiben dieses Buches hat mir wieder der Philosoph, Wissenschaftsjournalist und – was diesmal besonders hilfreich war – erfahrene Musiker Jörg Zittlau geholfen, und dabei sind uns immer neue potentielle Leere-Techniken eingefallen. Wie etwa die Kunst, der Schopenhauer ein gewisses Erlösungspotential vom

Willen zuschrieb. Oder auch das Gejohle in den Fußballstadien oder das Marschieren im Gleichschritt, was kulturell vielleicht nicht ganz so wertvoll ist, aber bei einigen Menschen mindestens genauso »entleerend« wirkt. Es gibt Sportler, die beim Bergsteigen, Rudern oder Marathonlauf in einen »Leere-Flow« geraten, anderen reicht dafür das Bügeln. Manche Drogen fördern ebenfalls die Leere, doch ihre Nebenwirkungen sind zum Teil beträchtlich. Ich habe eine intensive Leere-Erfahrung mit Curare gemacht (siehe Kapitel 6), doch das indianische Pfeilgift führt bekanntlich zur Komplettlähmung und ist damit ohne Beatmung durch einen erfahrenen Anästhesisten nicht anwendbar. Womit wir zu einem entscheidenden Punkt kommen, den es auf dem Weg zur Leere zu berücksichtigen gilt.

Wenn ich dem Anästhesisten nicht vorbehaltlos vertraue, mache ich kein Experiment, das die Atmung lähmt. Und wer nicht vertraut, bleibt vorsichtig und ängstlich – und kann keine Leere erreichen. Dies gilt nicht nur im Hinblick auf Curare. Wer halbherzig meditiert oder im Floating-Tank immer wieder zum Ausgang schielt, wird keine Leere schaffen können. Ein mäßiger Musiker kann sich weniger in Musik verlieren als ein versierter Profi, der sich nicht so sehr auf die Beherrschung seines Instruments konzentrieren muss. Komplette Locked-in-Patienten erreichen eine höhere Lebenszufriedenheit als viele Querschnittgelähmte, weil sie vermutlich mit ihrem Schicksal und ihrem Verlust abgeschlossen haben. Ich habe seinerzeit beim Fallschirmsprung nur deswegen Leere empfunden, weil es für mich keine Möglichkeit mehr gab, irgendetwas zu tun. Positive Leere kann eben nur dann eintreten, wenn wir uns einer Situation kompromisslos und vertrauensvoll hingeben und nicht betrauern, was wir durch die Leere verlieren. Wir dürfen keine Alternative zu ihr sehen, keine Angst vor ihr haben, aber auch nichts von ihr erhoffen. Anders funktioniert sie nicht.

Mancher Leser wird sich nun die Frage stellen: Wovon reden die überhaupt? Was ist denn eigentlich diese Leere, die nur ohne Angst, Misstrauen, Trauer und Erwartung eintreten kann? Jörg Zittlau und ich haben lange darüber debattiert, welche Definition von Leere wir geben könnten. Wir entdeckten zahlreiche neue Aspekte – aber keine Definition. Im Gehirn treten langsamere Rhythmen auf, Verteidigungs- und Stresssysteme des Gehirns werden gehemmt, eine eigenartige Offenheit der Sinnessysteme tritt auf, Denken in Worten und Sätzen nimmt ab, »Getriebenheit« verschwindet. Die Schwierigkeit einer Definition liegt auch darin, dass Leere das Fehlen von Etwas ist, von Struktur, Form, Inhalt, Bedeutung und allen anderen Dingen, die wir als Krücken für unser Denken brauchen. Wie soll man so etwas definieren? Oder liegt vielleicht darin schon die Definition? Wir wissen es nicht. Aber wer ein Buch über Leere schreibt, muss das aushalten können. Und wer ein Buch über Leere liest, vermutlich auch.

Kapitel 1

Irgendetwas geht immer: Wie wir die Leere aus unserem Leben vertrieben haben

»Hermann?«

»Ja?«

»Was machst du da?«

»Nichts.«

»Nichts? Wieso nichts?«

»Ich mache – nichts.«

»Gar nichts?«

»Nein.«

»Überhaupt nichts?«

»Nein. Ich sitze hier.«

»Du sitzt da?«

»Ja.«

»Aber irgendwas machst du doch?«

»Nein.«

»Denkst du irgendwas?«

»Nichts Besonderes.«

Die Szene mit dem Ehepaar – *sie* wuselt in der Küche herum und regt sich darüber auf, dass *er* einfach nur im Wohnzimmersessel sitzt – gehört zu den Klassikern unter den Sketchen von Loriot. Man kann sie natürlich als eine Überspitzung der Kommunikationsprobleme interpretieren, die zwischen den Geschlechtern auftreten. Aber der Dialog karikiert noch ein anderes Problem: nämlich unsere Unfähigkeit, das Nichts zu ertragen.

Denn Hermanns Frau leidet. Nicht darunter, dass sie selbst wieder mal in der Küche beschäftigt ist, sondern darunter, dass ihr Gatte einfach nur da sitzt. Ohne irgendetwas zu tun. Und damit nicht genug! Als sie ihn fragt, ob er wenigstens irgendetwas denke, gibt er zur Antwort: »Nichts Besonderes.« Das ist zwar nicht ganz dasselbe, als wenn er Nein gesagt hätte, aber fast. Denn wenn wir an nichts Besonderes denken, hat nichts mehr Bedeutung für uns, und damit ist das Denken praktisch überflüssig geworden. Was für ein menschliches Gehirn, das Anregungen und Verhalten stets über bedeutungsvolle Zusammenhänge und positive Ziele miteinander verknüpft, schlechthin nicht vorstellbar ist. Hermanns Frau wird daher erst recht zickig. Sie nervt ihren Gatten so lange, bis der schließlich die Fassung verliert und lauthals brüllt: »ICH SCHREIE DICH NICHT AN!«[1]

Wir wissen nicht, ob Hermanns Frau das Nichtstun und Nichtsdenken bei sich genauso wenig ertragen würde wie bei ihrem Mann. Aber wir müssen davon ausgehen. Denn das Leben des Homo sapiens – der ja kein Homo inanis (leer) ist – wird wesentlich davon geprägt, keine Leere zuzulassen. Weder bei anderen noch bei sich selbst. Und derzeit scheint dieses Merkmal gerade in den Wohlstandsgesellschaften besonders stark ausgeprägt zu sein.

Lieber Smartphone als Sex

Kaum ein Moment, in dem wir nicht irgendetwas tun oder zumindest irgendetwas konsumieren. Morgens läuft das Radio, und es werden erstmalig die Nachrichten auf dem Mobiltelefon gecheckt, während wir wie nebenbei ein Brötchen oder Müsli zu uns nehmen. Dann geht es zur Arbeit, wobei im Auto meis-

[1] Loriot »Männer und Frauen passen nicht zusammen«, Zürich 2006

tens wieder das Radio läuft oder in der Bahn erneut das Handy zum Glühen gebracht wird; manche schaffen sogar beides. Bei der Arbeit werden erst mal die Mails abgerufen. Und das geht oft so weiter, den ganzen Tag. Kanadische Forscher ermittelten in einem durchschnittlichen EDV-Unternehmen ihres Landes, dass die Mitarbeiter im Schnitt alle fünf Minuten von einer neuen E-Mail aus ihrer Arbeit gerissen werden, und dann machen sie sich innerhalb von sechs Sekunden daran, die Nachricht zu beantworten. In Deutschland ergab eine Umfrage, dass sich sechzig Prozent der Arbeitnehmer von der Flut der E-Mails auf ihrem Rechner gestört fühlen. Aber geändert, indem man sich beispielsweise selbst auf E-Mail-Diät setzt, wird nichts. Unter solchen Voraussetzungen ist es beinahe verwunderlich, dass überhaupt noch gearbeitet wird.

Mittags kommt spätestens wieder das Handy an die Reihe, wobei Schüler und Studenten in dieser Hinsicht von einem durchschnittlichen Berufstätigen nicht zu toppen sind. Eine Umfrage an amerikanischen Hochschulen ergab, dass die männlichen Studenten etwa acht und ihre Kommilitoninnen zehn Stunden täglich mit ihrem Smartphone beschäftigt sind. Sechzig Prozent der Befragten wollten nicht ausschließen, bereits süchtig danach zu sein. Dass es ihnen jedenfalls ungeheuer wichtig ist, belegt eine Forsa-Umfrage unter sechshundert deutschen Jugendlichen im Alter von 14 bis 19 Jahren. Gefragt wurde, worauf sie eine Woche lang am ehesten verzichten könnten. Das Ergebnis: Siebzig Prozent der jungen Frauen und sechzig Prozent der jungen Männer würden eher ohne Sex als ohne Smartphone auskommen.

Abends holt die ältere Generation dafür am Fernseher nach, was sie in Bezug auf den Medienkonsum tagsüber verpasst hat. Laut Bundesamt für Statistik sitzt der über fünfzigjährige Bundesbürger täglich fast dreihundert Minuten vor dem TV-Gerät. In der Altersgruppe der 39- bis 49-Jährigen sind es auch noch ungefähr 220 Minuten, also fast vier Stunden. Die jüngeren

Jahrgänge sehen zwar seltener fern, doch wenn sie es tun, sind sie gleichzeitig per Smartphone oder Laptop im Internet aktiv. Bereits im Jahr 2011 ermittelte eine Yahoo-Studie, dass 88 Prozent aller User unter dreißig Jahren auf diese Art zu medialen Multitaskern werden. Man neigt nicht zur Realitätsferne, wenn man diese Quote für heute auf fast hundert Prozent schätzt – und das nicht nur in den USA.

Bevor wir jedoch der Versuchung erliegen, den Medienkonsum als Hauptverantwortlichen für die Unfähigkeit zum Nichtstun zu geißeln, sollten wir bedenken, dass er eingebettet ist in die Erlebnis- und Ergebnisorientierung unserer Gesellschaft, die ihre Mitglieder – wie andere Gesellschaften auch – in ein bestimmtes Verhaltensschema zwängt. Und zwar in ein Schema, das wesentlich von der Angst geprägt ist, irgendetwas zu verpassen.

Die Zapper-Mentalität

Der Terminus »Erlebnisgesellschaft« geriet 1992 in Deutschland in die wissenschaftliche und politische Diskussion, als der Bamberger Soziologe Gerhard Schulze ein Buch zu dem Thema veröffentlichte.[2] Seine – durch empirische Studien solide untermauerte – These: Der moderne Mensch sieht in der Erlebnisorientierung das ideale Leben. Wobei diese Erlebnisse durch einen Markt mit vielen Angeboten gesteuert werden. Und weil dieser Erlebnismarkt seine Umsätze steigern will, kann er sich nicht mit den bereits vorhandenen Angeboten begnügen – er muss immer neue erschaffen. Weswegen, so die

[2] Schulze, Gerhard, »Die Erlebnisgesellschaft. Kultursoziologie der Gegenwart«, Frankfurt a.M. 1992

Analyse Schulzes, »im Akt des Konsumierens schon das Drängen des nächsten Angebots spürbar ist«. Die Abwechslung werde »zum Prinzip erhoben« und die Taktung des Erlebens immer hektischer. Was man beispielsweise am Zappen während des TV-Konsums sehen kann, das Schulze »als Symptom einer allgemeinen Entwicklung« versteht. Im Gehirn verbirgt sich hinter diesem Phänomen der Erregungskreis zwischen Großhirn und vorderen Basalganglien, der uns zu jenen Ereignissen vorantreibt, die wir in der Vergangenheit als positiv-belohnend erlebt haben.

Das Problem dieser allgemeinen gesellschaftlichen Zapper-Mentalität: Man denkt bei allem, was man tut, bereits daran, was man stattdessen oder zumindest als Nächstes tun könnte. Die Erlebnisse, so Schulze, verlören dadurch an Nachhaltigkeit, brächten kaum mehr als eine »punktuelle Befriedigung«, und dies wiederum führe zu einer »permanenten Steigerung des Appetits«. Nach dem Muster, das auch Philosophen wie Epikur und Schopenhauer als Hauptursache des menschlichen »Jammertals« ermittelt haben: Wer viele Bedürfnisse befriedigen will, kann gar nicht wunschlos glücklich werden, sondern nur wunschvoll unglücklich, weil es ihn – mit stetig steigernder Gier – von einem Bedürfnis zum nächsten treibt.

An diesem Punkt wird nun, so der Tübinger Kulturwissenschaftler Hermann Bausinger, die Erlebnis- zur »Ergebnisgesellschaft«[3]. Denn wenn das Erlebnis so punktuell ist, dass eigentlich nichts mehr richtig erlebt wird, muss man sich die Frage stellen, was den Einzelnen dann noch antreibt. Bausingers Antwort: »Es geht nur noch um das bloße Abhaken.« Und damit nur noch um das Ergebnis.

Am Beispiel des TV-Zappens lässt sich nachvollziehen, was Bausinger damit meint. Wenn wir mehr oder weniger pausen-

---

[3] Bausinger, Hermann, »Ergebnisgesellschaft. Facetten der Alltagskultur«, Tübingen 2015

los von einem Kanal zum anderen wechseln, bekommen wir ja jeweils nur minimale Ausschnitte von dem mit, was gesendet wird. Laut einer Studie von SevenOne Media schaltet der durchschnittliche Zapper über hundertvierzig Mal pro Tag um, er bleibt nicht einmal hundert Sekunden bei einem Kanal hängen. Das ist selbst bei einer Vormittags-Talkshow zu wenig, um nennenswerte Inhalte mitbekommen zu können, und bei einem Spielfilm erst recht. In so kurzer Zeit kann kein dauerhaftes Erleben und Einprägen stattfinden. Das Einzige, was stattfinden kann, sind zwei Ergebnisbefunde. Der erste: »Aha, das läuft also gerade auf dem Kanal XY.« Der zweite: »Wie langweilig.« Und dann wird auch schon weitergezappt, bis zu 140 Mal pro Tag.

Das Erleben wird also auf das stakkatohafte Abhaken von kurzfristigen Ergebnissen reduziert. Was natürlich, insofern es ja nicht nur beim TV-Konsum stattfindet, Konsequenzen für den Alltag hat. Beispielsweise dergestalt, dass man von den Freundeszahlen auf Facebook auf den eigenen Beliebtheitsgrad schließt, beim Sex immer mindestens zehn Stellungen durchspielt oder den Kellner im Restaurant mit Sonderwünschen nervt. Und wenn das milliardenschwere DAX-Unternehmen mit zweistelligen Umsatzzuwächsen prahlt, obwohl die bloß günstigen Währungskursen geschuldet sind, oder sich der lernfaule Schüler per Anwalt zum Abitur klagen lässt, wird sogar das Leistungsprinzip zugunsten des Ergebnisprinzips aufgegeben. Nach dem Motto: Ist doch egal, wie – Hauptsache, die Resultate stimmen.

Am Ende bleibt die Erlebnisgesellschaft und ihre Kulmination in der Ergebnisgesellschaft auch nicht ohne Folgen für die Psyche ihrer Mitglieder. Und zwar nicht nur dergestalt, dass die Menschen ihre Ergebnisquote heranziehen, um sich ihrer Existenz zu vergewissern. Interessant ist auch, was passiert, wenn die Kette der schnellen Erlebnisse und Erfolge abreißt – und Leere eintritt.

Lieber Stromschläge als Leere

Als Stanley Milgram in den 1960er Jahren die Ergebnisse seiner »Behavioral Study of Obedience« (Verhaltensstudie zum Gehorsam) vorstellte, war die Welt geschockt. Der amerikanische Psychologe hatte unauffällige Durchschnittsbürger dazu gebracht, einen Schalter zu betätigen, von dem sie – auch wenn es nur ein Experiment war – annehmen mussten, dass er einer Person im Nachbarraum einen Stromschlag von vierhundertfünfzig Volt verpassen würde. Und zwar nachdem sie schon mehr als ein Dutzend Stromschläge mit steigender Voltdosis verabreicht hatten und der Mensch im Nebenzimmer kein Lebenszeichen mehr von sich gab. Sie taten es, ohne dass man sie gezwungen oder ihnen Sanktionen angedroht hätte, und ihre Bezahlung für die Teilnahme am Experiment hatten sie bereits in der Tasche. Bis dreihundert Volt brach kein einziger von Milgrams Probanden den Versuch vorzeitig ab; fünfundsechzig Prozent bestraften am Ende die Person mit Stromschlägen der höchsten Stufe, und das nur, weil sie in einer absurden und unlösbaren Lernaufgabe gepatzt hatte.

Praktisch jeder Mensch wäre also bereit, zum Folterknecht zu werden, wenn er sich in einer Situation wiederfindet, die das Foltern erlaubt. So zumindest lautete damals Milgrams Resümee. Mittlerweile werden seine Ergebnisse zwar relativiert, nicht zuletzt auch deshalb, weil aus Originalmitschnitten seiner Studie hervorgeht, dass sich unter den Testpersonen teilweise doch deutlicher Widerstand regte. Aber dass man Menschen prinzipiell dazu bringen kann, jemand anders zu foltern oder sogar zu töten, bleibt nach den Experimenten von Milgram und der bitteren Realität der Menschheitsgeschichte unbestritten. Und unter welchen Umständen wären sie bereit, sich selbst mit Stromschlägen zu traktieren? Diese Frage stellte sich rund fünfzig Jahre später Timothy Wilson von der University of Virginia – und auch er führte dazu ein bemerkenswertes Experiment durch.[4]

Der Versuchsaufbau war allerdings simpler als der von Milgram. Wilson und sein Team forderten nämlich ihre etwa vierhundert Probanden nur auf, sich für fünfzehn Minuten in einen leeren Raum zu begeben und sich dort hinzusetzen. Währenddessen sollten sie über irgendein Thema ihrer Wahl nachdenken, aber ansonsten nichts tun. Also auch nicht zwischendurch aufstehen und sich bewegen. Das ungemütliche Mobiliar des Zimmers – es gab nur einen ungepolsterten Stuhl ohne Armlehnen – verhinderte, dass die Testpersonen einschliefen. Vorher wurden sie noch aufgefordert, Smartphones, iPods, Schriftmappen, Bücher und andere Utensilien abzugeben, mit denen sie sich sonst hätten beschäftigen können.

Knapp die Hälfte der Probanden gab in einem Interview nach der Zimmer-Eremitage an, die Zeit als schwer bis gar nicht erträglich empfunden zu haben. Etwa neun von zehn klagten über die geistige Unruhe, die ihnen zu schaffen gemacht habe. Sie hätten zwar – wie aufgetragen – konzentriert über etwas nachdenken wollen, aber es sei ihnen nicht gelungen. Entweder, weil sie sich für kein Thema hätten entscheiden können, oder aber, weil sich ihre Gedanken partout nicht auf das gefundene Thema hätten fokussieren lassen wollen. »Sie bekamen ihr Gedankenkarussell nicht in den Griff«, so Wilson.

Der amerikanische Psychologe überlegte, ob möglicherweise die Laborsituation seinen Probanden erschwert hatte, zur Ruhe zu finden. Also ließ er sie das Experiment in ihren heimischen vier Wänden wiederholen. Aber dort fiel es ihnen noch schwerer, sich zu konzentrieren, die Beschäftigungslosigkeit wurde ihnen noch unerträglicher als im Labor. Der Grund: Die Testpersonen wussten ja jetzt, dass in den Nachbarräumen überall

---

[4] Wilson, T.D. u.a., »Just think: The challenges of a disengaged mind«, Science 345, 4 July 2014; doi: 10.1126/science.1250830

Ablenkung lauerte. Und daran mussten sie nun die ganze Zeit denken, sodass ihnen die Konzentration auf ein Thema erst recht unmöglich wurde. Ein Drittel der Probanden gab später im Interview zu, bei dem Experiment geschummelt zu haben und beispielsweise aufgestanden zu sein oder sogar ein Smartphone oder einen iPod mitgenommen zu haben, um Musik zu hören. Denn eine Kontrolle durch wissenschaftliches Personal gab es nicht, die Testpersonen sollten nur in einem Web-Programm anklicken, wenn sie sich gerade zum Nichtstun hingesetzt hatten. Und man kann getrost von einer hohen Dunkelziffer ausgehen, denn nicht wenige dürften beim anschließenden Interview ihre Schummeleien verschwiegen haben.

Wilson erkannte: Leere Beschäftigungslosigkeit scheint für viele Menschen kaum erträglich zu sein. Sie leiden, wenn sie nichts zu tun haben. Doch wie weit geht dieses Leiden? Würden die Menschen es gegen einen Reiz austauschen, der zwar ebenfalls Leiden bereitet, aber immerhin noch einen Stimulus darstellt, mit dem man sich beschäftigen kann? Wilson erinnerte sich an die Milgram-Experimente …

Für seine nächste Untersuchung setzte er die Probanden wieder für eine Viertelstunde in einen Raum, doch diesmal bot er ihnen ein kleines Zerstreuungsangebot. Man konnte nämlich auf einen kleinen Knopf drücken und sich dadurch selbst einen Stromschlag verpassen. Keine vierhundertfünfzig Volt, aber immerhin neun Volt, die zwar nicht schmerzen, jedoch unangenehm sind. Um sicherzugehen, dass sich keine selbstquälerisch veranlagten Masochisten gemeldet hatten, setzte Wilson seine Probanden vorher testweise einem Elektroschock aus; anschließend sollten sie angeben, wie viel sie bezahlen würden, um eine Wiederholung dieses Erlebnisses zu vermeiden. Die meisten boten ein bis zwei Dollar, sie durften am anschließenden Experiment teilnehmen. Wer weniger oder gar nichts anbot, wurde nach Hause geschickt.

Wilson erwartete, dass die überwiegende Mehrheit einfach

ihre beschäftigungslose Zeit absitzen würde: Denn wer versetzt sich schon freiwillig, ohne Aussicht auf Belohnung oder Entschädigung, einen elektrischen Schlag? Doch es kam anders. Zwei Drittel der Männer – das entspricht der Milgram-Quote – verpassten sich selbst mindestens einen Elektroschock; der Durchschnittswert lag bei etwas mehr als sieben Schlägen pro Viertelstunde Beschäftigungslosigkeit. Und in dieser Berechnung ist ein besonders extremer Fall noch nicht berücksichtigt: Ein Proband hatte sich sage und schreibe hundertneunzig Elektroschocks verpasst – wobei man hier eigentlich nicht mehr von Schocks, sondern von einem Elektroteppich sprechen muss.

Bevor man dieses Ergebnis vorschnell als Beleg für die grassierende Smartphone- oder Internetsucht unserer Tage interpretiert, sei darauf hingewiesen, dass Wilsons Probanden zwischen 18 und 77 Jahre alt waren, sich also auch viele darunter befanden, die sich eher selten bei Whatsapp oder Facebook tummeln. Bemerkenswerter ist da schon die Tatsache, dass bei den Frauen nur jede Vierte zur selbstquälerisch-elektrischen Langeweile-Therapie griff. »Sie sind eben weniger Sensationssucher als die Männer«, erklärt Wilson. Der geschlechtsspezifische Unterschied erklärt sich also daraus, dass Männer generell intensivere Reize brauchen. Sie sind weit in der Mehrheit, wenn es darum geht, auf Autobahnen ein Wettrennen zu veranstalten, am Bungee-Seil von Brücken zu springen, siebzigprozentige Schnäpse in sich hineinzuschütten oder in eine extra scharfe Peperoni zu beißen, und deswegen sind sie auch eher bereit, sich selbst einen Elektroschock zu verpassen. Aber insgesamt finden Frauen die Leere ebenso unangenehm wie Männer; das haben die Ergebnisse von Wilsons Ursprungsexperiment gezeigt, in dem beide Geschlechter gleichermaßen den Aufenthalt in einem leeren Zimmer als unerträglich empfanden. In anderen Studien fand man sogar Hinweise darauf, dass Frauen schneller die Geduld verlieren und aggressiv werden, wenn sie sich langweilen.

Wir können also festhalten: Das Gefühl der Leere ist für die meisten Menschen kaum auszuhalten. Wenn sie die Alternative haben, wählen zumindest viele Männer lieber den qualvollen Reiz als überhaupt keinen Reiz. Und sie leiden umso mehr an der Leere, je mehr sie davon ausgehen, dass es noch eine Alternative für sie gibt. Gerade diese Erkenntnis sollten wir uns schon jetzt einprägen, denn sie wird später – wenn wir von der Leere nicht mehr als Verhängnis, sondern als Erlösungsprogramm für unsere strapazierten Seelen sprechen – noch eine zentrale Rolle spielen.

Das Gehirn will Effekte

Zunächst sollten wir jedoch näher betrachten, warum Leere im Alltag so unerträglich für uns ist. Warum schafften es die Probanden in Wilsons Studien nicht, einfach nur ihren Gedanken nachzuhängen? Was ist so schlimm daran, sich für eine Weile aus dem Alltagsgeschehen auszuklinken und das Gehirn im Leerlauf, ohne Beschäftigung mit einem äußeren Reiz arbeiten zu lassen? In allen möglichen Entspannungskursen, Meditationsanleitungen und Ratgeberbüchern wird empfohlen, genau das zu tun beziehungsweise für eine Weile eben *nichts* zu tun, um zur Ruhe zu finden. Und dann bekommt man mal im Rahmen einer Studie die Gelegenheit dazu – und es klappt nicht. Warum nicht?

Eine wichtige Rolle spielt sicherlich, dass wir in einer »Multioptionsgesellschaft« leben, die uns immer etwas anbietet, womit wir uns beschäftigen können. Und da sind sicherlich in erster Linie die neuen Medien zu nennen. Sie überhäufen uns mit einer bunten Palette leicht erreichbarer Beschäftigungsmöglichkeiten – ich brauche nur mein Smartphone oder ein anderes internetfähiges Gerät einzuschalten! –, sodass wir einen geradezu »kalten Entzug« spüren, wenn wir nichts davon zur Verfügung haben.

Andererseits sind die Menschen schon vor Leere und Langeweile geflüchtet, als es die vielen Zerstreuungs- und Beschäftigungsoptionen noch nicht gab. Bereits der griechische Denker Diogenes spottete über die hektische Betriebsamkeit seiner Landsleute, und der französische Philosoph Blaise Pascal beklagte im 17. Jahrhundert, dass die Menschen nicht still und vergnügt in ihrem Zimmer sitzen bleiben könnten. Stattdessen würden sie, »wenn ihnen das fehlt, was man Zerstreuung nennt«, in üble Laune verfallen.

In den 1950er Jahren bezahlte der kanadische Neuropsychologe Donald Hebb seinen Probanden zwanzig Dollar für jeden Tag, den sie allein in einem schallisolierten Zimmer verbrachten. Allerdings mussten sie dabei nicht nur auf akustische Reize, sondern auch auf andere Bereiche ihrer sinnlichen Wahrnehmung verzichten. So stülpte man ihnen Handschuhe und isolierende Rollen über Hände und Arme, um sie von taktilen Reizen abzuschotten, und sie trugen eine Brille, durch die sie nur das Allernötigste sehen konnten. Hebbs Probanden waren also – noch viel entschiedener als in Wilsons Experiment – von der Umwelt abgeschottet. Und trotzdem dachten sie, dass sie ihr Geld locker absitzen könnten.

Die meisten gaben jedoch bereits nach zwei Tagen auf, kein einziger hielt eine ganze Woche durch (eine nähere Beschreibung des Experiments findet sich in Kapitel 6). Die Testpersonen bemerkten an sich zunächst Konzentrationsschwäche, wurden dann von einschießenden Erinnerungen heimgesucht und später von Halluzinationen, die sie in Panik ausbrechen ließen. Ein Proband sah urzeitliche Tiere in einem Dschungel, ein anderer glaubte, dass ihn eine Gewehrkugel getroffen hätte. Und das Experiment wurde – wohlgemerkt – durchgeführt in einer Zeit, als es noch keine Smartphones gab und man sich noch mit Schwarzweiß-Fernsehern und Radios begnügte. Es ist also nichts Neues und keine bloße Zeiterscheinung, dass Menschen das Nichtstun und die Leere kaum ertragen können. Es ist vielmehr ein typisches Merkmal ihres Gehirns. Denn dieses Organ ist ein Getriebener, angetrieben von sich selbst. Und zwar vom mesolimbischen Dopaminsystem und einigen anderen Hirnregionen, die gerne auch als »positives Belohnungszentrum« bezeichnet werden und die wir oben als den Großhirn-Basalganglien-Erregungskreis kennengelernt haben.

Das Belohnungssystem besteht aus Zellen mit langen Fortsätzen, die an der Grenze von Mittel- und Zwischenhirn entspringen und bis weit in die Vorderhirnregionen hineinreichen. Je nach Belohnungswert eines Reizes werden dort mehr oder weniger große Mengen des Botenstoffs Dopamin ausgeschüttet, die den Drang nach einem Effekt auslösen. Nun will das Gehirn etwas erreichen, etwas bewegen. Vor allem, wenn ein erwarteter Effekt ausbleibt, feuert das Dopaminsystem weiter und treibt uns an, diesen Fehler zu korrigieren. Das Gehirn fragt zwar über Vergleichsmechanismen zwischen erwarteter und eingetretener Belohnung, was nützlich ist (was die meiste Belohnung erbracht hat), doch womit dieses »was« gefüllt ist, hängt davon ab, was das Gehirn diesbezüglich gelernt hat. Denn als extrem plastisches, geradezu auf Geformt-Werden angelegtes Organ ist es anfangs vollkommen gleichgültig in Bezug auf das, was in der Welt passiert. Diese Gleichgültigkeit verschwindet erst dadurch, dass es lernt, was ihm wichtig ist. Dies kann dann eine egoistische oder auch altruistische Ausprägung annehmen. Es kann liebevoll-zärtlicher oder auch brutal-erniedrigender Natur sein, es kann mit Arterhalt und Fortpflanzung, aber auch mit Schmerzen und Vernichtung assoziiert sein. Es gibt Menschen, die ihr Leben für andere opfern, und es gibt welche, die das Leben anderer für sich opfern. Und unter bestimmten Voraussetzungen kann es sogar sinnvoll sein, sich selbst einen Stromschlag zu verpassen. Für das

Gehirn ist all das letzten Endes dasselbe: nämlich nur eines von vielen möglichen Zielen, auf die es seine Interessen und sein Wollen ausrichten kann.

Fazit: Das Gehirn »will« Effekte. Es sollten Effekte sein, die emotional schon einmal als positiv bewertet wurden oder Negatives beseitigt haben. Doch die Maßstäbe dafür gehen verloren, wenn es als einzige Alternative nur die Leere gibt. Dann wird die Hand auch zu dem Knopf geführt, der einen Elektroschock auslöst, weil das immer noch besser ist, als *keinen* Effekt zu erzielen. Wenn man bei einem extrem flexiblen Organ wie dem Gehirn überhaupt von einem Wesen oder sogar Charakter sprechen will, dann besteht dieses Wesen in erster Linie darin, dass das Gehirn irgendwelche Effekte erreichen will – und das ist naturgemäß genau das Gegenteil von Leere.

Man sollte also die Auswirkungen der Ergebnisgesellschaft nicht überschätzen. Sie mag zwar mit ihrer multioptionalen Medienwelt dazu beitragen, dass wir Langeweile oder Leere so schlecht ertragen können. Aber das kann sie auch nur deshalb, weil sie dem Effektdrang des Gehirns in besonderem Maße entgegenkommt. Wir verspüren die Leere als etwas Unerträgliches, Bedrohliches, weil beide – Ergebnisgesellschaft und effektorientiertes Gehirn – optimal ineinandergreifen. Das soziale Konstrukt hat das zentralnervöse Organ nicht etwa überrumpelt, sondern es bietet ihm genau das im Überfluss, wonach es sich verzehrt: den Effekt. Und wenn der dann ausbleibt, reagiert es irritiert, panisch und destruktiv.

Ganz davon abgesehen, gibt es auch eine simple entwicklungsgeschichtliche Erklärung dafür, weshalb Ergebnisgesellschaft und Gehirn so gut zueinanderpassen. Denn Gesellschaften entspringen ja nicht aus dem Nichts. Sie sind letzten Endes das Produkt menschlicher Gehirne – und warum sollten die etwas erschaffen, was nicht ihrem eigenen Wesen entspricht? Milgram zeigte, dass brutale Systeme wie der Faschismus überall und mit allen Menschen möglich sind, weil in deren Gehirnen eine starke Tendenz zu Kontrolle und Gehorsam angelegt und erlernt worden ist. Genauso ist die multioptionale Ergebnisgesellschaft nichts, was den Menschen ohne ihr Zutun übergestülpt wurde. Auch sie wurde letzten Endes von ihnen erschaffen, und zwar von ihren Gehirnen, die wohl kaum etwas kreieren würden, das ihrem eigenen Funktionsmodus zuwiderläuft.

Das Gehirn kann auch Leere

Ob Hebb sein Experiment heute noch von einer Ethikkommission genehmigt bekommen würde, ist fraglich, denn seine Probanden durchlebten eine der schlimmsten Torturen, die es gibt: die Tortur von Leere und Isolation. Wir werden jedoch in Kapitel 6 sehen, dass dieses Erleben wesentlich dadurch zustande kommt, dass man der Leere unter falschen Voraussetzungen begegnet, dass man fürchtet, etwas zu verlieren, und sich deshalb nicht auf sie einlassen kann. Tatsächlich jedoch muss Leere keine Katastrophe sein.

Denn unser Gehirn will nicht nur Effekte – dies ist nur die eine Seite seines großen Repertoires, die in unserer Erlebnis- und Ergebnisgesellschaft besonders angesprochen wird. Es gibt auch eine andere Seite, wo Effekte und Funktionen keine Rolle spielen und sogar ausdrücklich ausgeblendet werden. Wir haben sie in letzter Zeit etwas aus den Augen verloren, was aber nicht heißen soll, dass sie für immer verloren ist. Denn unser Gehirn *kann* Leere, die Fähigkeit dazu gehört genauso zu seiner Natur wie der Wille zum Effekt. Und es waren ausgerechnet die Philosophen, also Menschen mit einer traditionell großen Gedankenfülle, die bereits früh darauf hingewiesen haben.

Kapitel 2

Endlich frei: Philosophen als Vordenker der Leere

»Lieber noch will der Mensch das Nichts wollen als nicht wollen.« So brachte Friedrich Nietzsche auf den Punkt, was man aus Sicht der heutigen Forschung als Kardinaleigenschaft und gleichzeitig größtes Problem des menschlichen Gehirns bezeichnen könnte. Dass es nämlich immer irgendwie *will*, auf einen Effekt ausgerichtet ist. Und das Fatale ist, dass man auch im Alter nicht auf ein Nachlassen dieses Drangs hoffen darf. Die exekutiven Organe des Gehirns verlieren zwar an Frische und Leistungsfähigkeit, sodass es für das Gehirn immer schwerer wird, seinen Willen durchzusetzen. Und auch die Befriedigung, die es beim Erreichen eines gewollten Ziels erfährt, wird aufgrund von Gewöhnung immer schwächer. Doch beides dämpft nicht seinen Willen. Im Gegenteil!

Aus der Motivationsforschung weiß man mittlerweile, dass sich zwar die Dinge, die wir mögen, mit der Zeit nur unwesentlich ändern, dass der Wille aber, sie zu bekommen, immer stärker wird. Der Grund: Die Anziehungskraft der positiven Reize steigt mit *jeder* Wiederholung der Befriedigung an, und da spielt es auch keine Rolle, dass die subjektive Befriedigung langsam abnimmt. Das wird sogar als zusätzlicher Anreiz genommen, um den Willen weiter anzufeuern. Nach dem Muster: Okay, diesmal war die Befriedigung mau. Aber das nächste Mal wird es bestimmt besser …

Man kann praktisch alle Süchte aus diesem Mechanismus erklären. So berichten Heroinabhängige davon, dass ihnen die Drogensession selbst keine große Befriedigung mehr verschafft und trotzdem ihr Verlangen nach der Droge immer stärker wird. Aber auch die berüchtigte »Altersgeilheit« lässt sich damit erklären. Denn wenn Greise immer noch jungen Mädchen hinterherlaufen, obwohl ihnen ihr eigener Körper beim Sex nicht mehr viel geben kann, zeigt dies ebenfalls, dass der Wille im Alter nicht etwa schwächer, sondern stärker wird. Und das gilt praktisch für alle Dinge, zu denen wir uns hingezogen fühlen. Wir wollen sie immer mehr, obwohl sie uns eigentlich immer weniger geben können. Das klingt absurd, aber so funktioniert eben unser Gehirn. Es will lieber das Nichts, als nicht mehr zu wollen. Und wenn man einen zweiten Blick darauf wirft, ist es auch gar nicht mehr so absurd. Denn es entspricht durchaus der Evolution und dem Gesetz vom »Survival of the Fittest«, wenn ein Lebewesen, das seine wachsende Schwäche spürt, dies durch eine vermehrte Willensanstrengung auszugleichen versucht. Vielleicht gelingt es dann ja, dem stotternden Motor noch ein paar Reserven zu entlocken und dadurch das Überleben zu sichern.

Für die meisten Philosophen ist dieses fortwährende Streben nach dem Effekt jedoch inakzeptabel. Denn wenn der Wille uns immer in Richtung des Gewollten dirigiert, bedeutet das, dass wir nicht frei sind. Und wenn dieser Wille dann auch noch immer stärker wird, heißt das, dass wir im Alter die Drangsale des Lebens nicht hinter uns haben, sondern immer mehr in sie hineingeworfen werden. Es gibt also keine Aussicht auf Erlösung, im Alter wird es nur schlimmer mit unserer Unfreiheit. Buchtitel wie »Die Freiheit des Alters« oder »Das Glück des Alters« wirken vor diesem Hintergrund wie Hohn. So etwas können gerade jene Philosophen, die sich als Gralshüter der Freiheit verstehen, unmöglich akzeptieren. Einige von ihnen haben Konzepte entwickelt, wie man den Effektdrang des Gehirns und damit unsere Willensbefangenheit ausschalten kann. Und eines dieser Konzepte – es ist wohl das wichtigste – ist die Lehre von der Leere.

Die Frage des Heraklit: Was bleibt, wenn alles fließt?

Wenn wir zunächst einmal naiv an den Begriff der Leere herangehen, können wir festhalten, dass sie eines nicht ist: nämlich Substanz oder auch – wenn man dieses Wort lieber mag – Materie. Aus ihr bestehen all die Dinge, die unser Leben bestimmen, und deswegen sah die Philosophie des Abendlandes zunächst keinen Grund, an ihr zu zweifeln. So schrieb Anaximander im 6. Jahrhundert v. Chr. seinem »apeiron« zwar Attribute wie Unteilbarkeit und Grenzenlosigkeit zu, aber ansonsten sah er darin einen »Urstoff«, etwas zutiefst Materielles, aus dem alles Sein geboren werde. Und Pythagoras war zwar offen für metaphysische Spielereien, aber auch er konnte sich keine Welt jenseits der Materie vorstellen; sogar seine über alles geliebten Zahlen verstand er als kleine Objekte mit einer bestimmten Dicke. Doch dann kam Heraklit von Ephesos und stellte diese Welt auf den Kopf.

Schon im Selbstverständnis unterschied er sich von seinen Philosophenkollegen. Denn er war stolz darauf, niemals einen Lehrer und auch nie irgendwelche Schüler gehabt zu haben. Sein Credo: »Vielwisserei verleiht keinen Verstand.« Stattdessen war ihm die Voraussetzungslosigkeit allererste Voraussetzung dafür, einen Gedanken entwickeln zu können, der nicht nur das neunmalkluge Geschwätz der eigenen Zeit abbildet, sondern tatsächlich der Wahrheit bzw. dem »logos« nahekommt. Man könnte auch sagen, dass Heraklit nach der Devise »Leere statt Lehre« arbeitete. Damit befreite er sich von den Ketten des materiellen Denkens.

Der zentrale Satz seines Denkens ist ebenso berühmt wie oft falsch verstanden worden: »Panta rhei – alles fließt.« Demnach sind alle Dinge einem ständigen Fließen und einer Veränderung unterworfen. »Man kann nicht zwei Mal in den gleichen Fluss steigen«, erklärt Heraklit. Denn nicht nur, dass es nicht mehr dasselbe Wasser ist, in das ich beim zweiten oder dritten Mal hineinsteige. Auch ich bin dann nicht mehr derselbe.

Was bei »panta rhei« gerne übersehen wird: Es steckt bereits eine große Portion Leere darin. Denn wenn die Dinge in fortwährender Veränderung begriffen sind, bedeutet das, dass ihr eigener Untergang bereits vollzogen ist, wenn ich sie wahrnehme. Es ist bestechend, wie weit diese Erkenntnis gerade für die Arbeit des Gehirns zutrifft. Denn im Alltag ist es dauernd gefordert, zu reagieren. Auf visuelle und akustische Reize oder auch auf Signale des Gleichgewichtsorgans und der Rezeptoren in den Muskeln und im Körperinnern. Die meisten dieser Veränderungen sind jedoch von kurzer Dauer und ohne Bedeutung, sie hinterlassen keine weiteren Spuren: ein paar feuernde Neuronen, ein paar elektrische Ladungen – und das war's dann auch schon. Damit sich im Gehirn etwas langfristig eingräbt, muss es eine Bedeutung haben, dann werden die entsprechenden Bahnen im Neuronengeflecht stabilisiert. Aber auch das nur so lange, bis sie überschrieben werden. Mit etwas, das – aus welchen Gründen auch immer – vom Gehirn als bedeutungsvoller eingeschätzt wurde. Dadurch wird das Erste vergessen und das Neue eingespeichert, bis es auch wieder überschrieben und vergessen wird. Egal, ob kurz- oder langfristig, im Gehirn bleibt nichts so, wie es ist; es ist in ständiger Veränderung – und damit sitzen wir wieder am Fluss des Heraklit.

Als Heraklit seinen Zeh in den Fluss steckte, wusste er noch nichts von den elektrischen und vergänglichen Strömen unter seiner Schädeldecke. Gleichwohl kam er zu der Erkenntnis, dass die Welt, so wie sie sich uns darstellt, bereits ihren eigenen Untergang in sich trägt. Sie ist, und ist schon wieder weg. Dem Sein folgt die Leere bzw. das Nichts immer schon auf dem Fuße. Heraklit weigerte sich deshalb auch, den Dingen, da sie doch so vergänglich sind, irgendeine Bedeutung zuzuschreiben. Die Welt? Ein »aufgeschütteter Kehrichthaufen«. Der Mensch? »Schlecht, nur die wenigsten taugen etwas.« Am

Ende floh er – so jedenfalls die Legende – in die Einsamkeit, wo er nicht nur jeglichen Kontakt zu den Menschen, sondern schließlich auch die herkömmliche Sprache verlor. Man nannte ihn deshalb »Heraklit, den Dunkeln«, weil man ihn kaum noch verstand. Er schrieb zwar noch ein Buch mit dem Titel »Über die Natur«, doch dem konnte kaum noch jemand folgen. Selbst Aristoteles nicht, und Sokrates sagte darüber: »Was ich verstanden habe, ist edel gedacht, und ich glaube, auch das, was ich nicht verstand. Man müsste dazu ein delischer Taucher sein.« Die delischen Taucher waren damals dafür bekannt, auch noch in Tiefen tauchen zu können, wo man kaum noch etwas sehen kann.

In Heraklits Buch findet man beispielsweise Formulierungen wie: »Die Zeit ist ein spielendes, Brettsteine setzendes Kind; ein Kind ist König.« Oder: »Des Bogens Name ist Leben, seine Wirkung der Tod.« Bevor man jetzt beginnt, diese Sätze verstehen zu wollen, sollte man bedenken, dass sie vielleicht gar nicht geschrieben wurden, um verstanden zu werden. Sondern dazu, um ein Gespür für Leere zu finden. Wohlgemerkt: Gespür, und nicht Verständnis, weil sich das Nichts nicht erklären lässt. Heraklit kokettierte gerne mit dem Nicht-Aussprechlichen der Leere, und er genoss es, wenn andere Menschen ihn deswegen mit offenem Mund anstarrten oder sich wütend abwendeten. Sein Anhänger Kratylos ging noch einen Schritt weiter, indem er schließlich – weil Sprache das Werden und damit das Wesen der Welt ja ohnehin nicht erfassen könne – in komplettes Schweigen verfiel und nur noch müde den Finger hob, wenn man ihn etwas fragte. Das klingt zunächst nach den skurrilen Eskapaden von verschrobenen Philosophen, doch die moderne Hirnforschung konnte zeigen, dass kortikale Sprachareale bei Leere-Reaktionen tatsächlich inaktiv sind. Außerdem wirken die müden Fingerzeige des Kratylos gegenüber den »Fallbeispielen« des Zen-Buddhismus geradezu wie unterhaltsamer Small Talk.

Die Formel des Buddha: Dein Wille erlösche!

Gautama Buddha wirkte ungefähr zur gleichen Zeit wie Heraklit, und er empfand das Dasein auf ähnliche Weise: nämlich als eine Abfolge kurzer Augenblicke, die in dem Moment, in dem wir sie wahrnehmen können, auch wieder verschwunden sind. Das Universum ist demnach ein unablässiger Strom einzelner Seinsmomente oder, wie es später ein Anhänger formulierte, »ein Kontinuum der Vergänglichkeit«.

Doch während Heraklit, obwohl er Philosophie als ein Produkt der Selbstbeobachtung verstand, seinen Blick vor allem auf die Natur um uns herum lenkte, ging Gautama noch einen Schritt weiter, oder besser, noch einen Schritt zurück: Er übertrug sein Leere-Prinzip auf unser Innenleben. Denn in letzter Konsequenz bedeutet dieses Prinzip, dass es auch kein beharrendes Ich geben kann. Auch das Bewusstsein entsteht in jedem Augenblick neu. Nur das Tempo der geistigen Prozesse und ihre Verstrickung ineinander lassen den irreführenden Eindruck entstehen, als gäbe es hinter ihnen ein dauerhaftes Ich. Wir denken und fühlen in dem einen oder anderen Moment dies oder das, und das alles geht so schnell und so nahtlos ineinander über, dass wir uns wie in einem Eisenbahnzug fühlen, der uns durch die Welt bewegt. Und dieser Zug müsse dann, weil ja nichts da ist außer unserem Denken und Fühlen, unser Ich sein. Doch tatsächlich, so Gautama, gibt es weder den Zug noch die Welt noch das Ich. Es gibt nur Augenblicke, die kurz aufleuchten, und in dem Moment auch schon wieder verschwunden sind. Sie erscheinen uns als Gefühle und Gedanken, aber hinter ihnen steckt niemand, der sie an der Leine führt, erst recht kein Ich.

Für Gautama ist es daher auch müßig, sich mit der Vergangenheit zu beschäftigen. Denn wenn der Zeitablauf keine Zusammenhänge hat, sondern nur aus aneinandergereihten

Einzelmomenten besteht, gibt es auch keine sinnstiftende Geschichte. Weswegen der indische Gelehrte – genau wie Heraklit – keinen Wert auf geschichtliche Überlieferung oder denkerische Traditionen legte.

Was für Gautama weitaus mehr zählte, war die Frage: Kann man in diesem Trugschloss des Seins, in dem wir uns als kontinuierliches, durch Zeit und Welt voranschreitendes Ich wähnen, überhaupt existieren? Seine Antwort: Ja, man kann. Denn warum sollte man sich in einem Trugschloss nicht einrichten können? Und die meisten von uns tun das ja auch. Doch tatsächlich leben wir dann nur in einem Rad des ewigen Leidens. Erstens, weil wir als Bewohner des Trugschlosses prinzipiell Dauergetäuschte sind und dementsprechend immer von Neuem enttäuscht werden, wenn wir erfahren, dass die Dinge nicht so laufen, wie wir uns das vorgestellt haben, und vor allem nicht so dauerhaft sind, wir wie es uns erhofft haben. Und zweitens, weil uns die Vorstellung, dass Dinge und Menschen sinnvoll miteinander verknüpft sind und damit auch alles einen Sinn für uns hat, dazu treibt, etwas von ihnen zu *wollen*. Wir erwarten, dass Dinge, Tiere und Menschen uns in irgendeiner Weise glücklich machen, und dadurch setzen wir uns selbst unter Druck. Und das, obwohl es in einer Welt ohne Dauer und Substanz natürlich keine dauerhafte Befriedigung und damit kein dauerhaftes Glück geben kann. Oder anders ausgedrückt: Wir haschen zwar dauernd nach dem Glück, doch wir werden es niemals bekommen, weil dies in einer Welt der sinnlosen Veränderungen gar nicht möglich ist. Das Einzige, was wir in diesem vergeblichen Streben ernten, ist: Leiden. »Geburt ist Leiden, Alter ist Leiden, Krankheit ist Leiden, mit Ungeliebten vereint zu sein, von Geliebten getrennt zu sein, nicht erreichen, was man begehrt«, erklärt Gautama. »All das ist Leiden.«

Es ist beachtlich, wie er hiermit schon – vor 2500 Jahren – ein wesentliches Merkmal unseres Gehirns herausarbeitete:

dass es nämlich stets irgendetwas will, und dass dieser Wille zwar niemals vollends befriedigt werden kann, sich aber durch das Erreichen von Teilzielen immer wieder selbst anheizt. Wobei Gautama mit diesem Gedanken nicht alleine war. Die Upanishaden hatten bereits vor ihm Ähnliches formuliert, als sie den »Durst aufs Leben« als Quell allen Übels brandmarkten. Und wenn die antiken Griechen von Pandora erzählten, die alle Plagen aus ihrer berüchtigten Büchse entweichen ließ und nur die Hoffnung darin ließ, wollten sie damit ebenfalls verdeutlichen, dass der Mensch, selbst wenn er noch so sehr durch alle möglichen Übel gequält wird, hoffnungsvoll am Leben festhält und sich immer wieder aufs Neue quälen lässt. Neu ist aber die Lösung, die Gautama vorschlug, um sich aus dem trostlosen Kreislauf des Leidens zu befreien.

Sein Vorschlag: Wir lassen den Willen verlöschen wie ein Lagerfeuer, das kein Holz mehr bekommt. Also nicht etwa – wie es seinerzeit üblich war – durch asketische Übungen, die den Willen bekämpfen und ihn dadurch erst recht als Gegner in Erscheinung treten lassen. Und auch nicht durch Drogen und viel Schlaf, weil damit der Wille wohl betäubt oder kurzfristig gedämpft, aber nicht nachhaltig ausgeschaltet werden kann. Stattdessen sollen wir das Unmögliche versuchen, nämlich unser Sein auf etwas gründen, was eigentlich gar kein Etwas ist, sondern Nichts. Was konkret heißt, dass wir nicht mehr krampfhaft versuchen, unserem Leben Inhalt und Sinn zu geben, sondern uns vorbehaltlos auf die Leere des Daseins einlassen – und Abschied nehmen von der Vorstellung, als wirkungsvolles Ich durch Raum und Zeit zu wandeln. Dadurch, so Gautama weiter, erlösche der Wille – und wir kehren ein ins Nirwana, die Erlösung aus dem Kreislauf des Leidens.

Man spürt: Hier verlassen wir die gewohnten Denkpfade, auf denen wir normalerweise durchs Leben wandeln. Das Ich als Vehikel durch Raum und Zeit verschwindet, und stattdessen entleeren wir uns mitsamt unserem Willen im Nirwana – dieser Gedanke stößt oft auf Ablehnung, Spott oder sogar Furcht. Und Gautama hat nicht gerade viel zur Klärung beigetragen, weil er sich nicht als Erlöser verstand, als den man ihn später gesehen hat, sondern als Inspirator, der die Menschen sanft anstupst, aber den Rest des Weges alleine gehen lässt. Im Zen-Buddhismus allerdings wird die Leere konkret. So konkret, dass man es kaum noch aussprechen kann.

Das Schweigen der Zen-Meister: Leere macht sprachlos

Es heißt, dass Buddha unmittelbar nach seiner Geburt mit der einen Hand gen Himmel und mit der anderen zur Erde wies, dann sieben Schritte in einem Kreis ging, in alle vier Himmelsrichtungen blickte und schließlich sagte:

»Im Himmel und auf Erden bin ich der einzig Verehrte.«

Worauf Meister Yunmen sagte: »Hätte ich das damals miterlebt, so hätte ich Buddha mit einem Stockhieb niedergestreckt und ihn den Hunden zum Fraß vorgeworfen – ein hehres Unterfangen für den Frieden auf Erden.«

Eine brutale Geschichte. Und doch stammt sie nicht etwa von einem Buddhismus-Kritiker, sondern aus dem Buch »Zen-Worte vom Wolkentor-Berg«[1], einem zentralen Werk des Zen-Buddhismus, geschrieben von Yunmen, der von 864 bis 949 lebte. Er antwortete auch auf die Frage, was die Buddha-Natur sei: »Ein getrockneter Stab mit Scheiße.« Solche Sätze sind typisch für die Geisteshaltung dieser Philosophie. In ihnen wird nämlich die Vorreiterfunktion von Gautama

---

1 App, Urs (Hrsg. und Übers.), »Meister Yunmen, Zen-Worte vom Wolkentor-Berg«, Bern 1994

Buddha abgelehnt, was auch in anderen Zen-Sprüchen zum Ausdruck kommt, wie etwa: »Wenn ihr Buddha trefft, tötet ihn.« Doch dessen Kernlehre, nämlich die Erlösung vom Rad des Leidens in der Leere des Nirwana, wird nicht angezweifelt. Im Gegenteil. Sie wird konsequent zu Ende gedacht. So konsequent, dass schließlich auch die Person des Buddha ausgelöscht wird.

Zen (chinesisch *Chan* = Zustand der Versenkung) entstand im China des 5. Jahrhunderts n. Chr., seine entscheidende Ausprägung fand er sieben Jahrhunderte später in Japan. Er ist »sprachasketischer« als alle anderen Formen des Buddhismus, weil er sich selbst als Lehre ablehnt. Wörter, so sein Credo, seien völlig damit überfordert, das Wesen des Zen zu transportieren. Er teile sich vielmehr unabhängig von Wort und Schriftzeichen mit, indem er, wie es von Zen-Meistern gerne ausgedrückt wird, »die eigene Natur schauen und Buddha werden« lässt. Was dazu geführt hat, dass ihre Philosophie nicht als Denksystem existiert, sondern als eine ungeordnete Sammlung von Anweisungen, Phrasen und Geschichten, die auf einen westlich geprägten Menschen oftmals witzig, fast immer paradox und in jedem Falle schwer verständlich wirken.

Wie etwa die Erzählung über Daian, einen Zen-Meister des 9. Jahrhunderts. Er sagte einmal: »Sein und Nicht-Sein gleichen der Schlingpflanze, die den Baum umrankt.« Ein Zen-Schüler namens Sozan hörte davon und unternahm eine weite Reise, um den Meister persönlich zu fragen: »Was geschieht, wenn der Baum gefällt wird und die Schlingpflanze dahinwelkt?« Klingt nicht gerade nach einer dummen Frage, denn sie spricht das Problem an, wie wir jemals über den Gegensatz von Sein und Nicht-Sein hinauskommen können. Doch der Meister war gerade damit beschäftigt, eine Mauer aus Lehm zu bauen. Als er die Frage hörte, warf er seine Schubkarre um und ging lachend davon. Frustriert wandte sich Sozan an einen anderen Meister, und der reagierte ähnlich. Doch diesmal verstand Sozan. Er lächelte, verbeugte sich – und schritt davon.[2]

Wir könnten jetzt zur Analyse dieser Geschichte schreiten. Davon sprechen, dass wir niemals auch nur ein Zipfelchen Wahrheit erkennen werden, solange wir mit Ideen von Sein und Nicht-Sein angefüllt sind und sie zu erklären versuchen. Doch das wäre nicht im Sinne des Zen. Seine Meister würden uns zwar auffordern, uns mit der Geschichte zu beschäftigen, aber nicht dergestalt, dass wir über sie reflektieren und einen höheren Sinn in ihr sehen. Denn dadurch würden wir nur Begriffe hin und her wälzen, aber keine wirkliche Erkenntnis, also keine Erleuchtung und damit auch kein Nirwana gewinnen. Stattdessen, so würden es uns die Zen-Meister mit auf den Weg geben, sollten wir über sie meditieren. Doch worin unterscheidet sich eigentlich das Meditieren vom Denken?

Zur Beantwortung dieser Frage vergleichen wir die Zen-Meditation am besten mit der Meditation, wie sie René Descartes im 17. Jahrhundert betrieb. Der französische Philosoph kam nämlich nach langen Grübeleien in seinem Bett zu dem Schluss, dass man an allem zweifeln kann, nur an einem nicht, dass es nämlich jemanden gibt, der zweifelt und grübelt: »Cogito ergo sum – Ich denke, also bin ich.« Bei allem Zweifel ist immer noch eine Gewissheit, nämlich die von der Existenz des Ich. Jetzt stellen wir uns vor, wie Dôgen, einer der einflussreichsten Lehrer des japanischen Zen-Buddhismus, das Zimmer von Descartes betritt, sich an sein Bett setzt, ihm väterlich die Hände auf die schmalen Schultern legt und sagt: »Gut so. Aber jetzt solltest du noch tiefer in deiner Meditation gehen und deine Zweifel noch weiter vorantreiben, bis du selbst der große Zweifel wirst, in dem schließlich auch das Ich zerbricht.« Descartes würde den Zen-Meister vermutlich entrüstet aus dem Zimmer scheuchen. Doch wenn er es nicht täte und –

[2] Suzuki, »An Interpretation of Zen-Experience«, 1944

Dôgens Rat entsprechend – seine Zweifel weiter vorantriebe, würde er am Ende vielleicht voller Freude ausrufen: »Neque cogito, neque sum – Weder denke ich, noch bin ich.«[3] Weil es eben nur beim denkerischen Meditieren des Rationalisten darum geht, zu letzten Gewissheiten zu gelangen und damit Kontrolle über das Leben zu bekommen. Der Zen-Meditierende hingegen lässt alle Gewissheiten hinter sich und erlöst sich damit am Ende im Nirwana. Den Rationalisten drängt es zu Lösungen und Gewissheiten, der Zen-Praktizierende hingegen löst das Drängen auf, indem er sich in der Leere versenkt.

Wir werden später noch sehen, dass sich im Gehirn eines Meditierenden andere Aktivitäten zeigen als im Gehirn eines Denkenden oder Schlafenden. Das Interessante ist jedoch, dass der Zen-Buddhismus lange vor Entwicklung der modernen Messmethoden in der Hirnforschung erkannte, dass der Mensch zwar prinzipiell ein kontroll-, handlungs- und effektorientiertes Wesen ist, dass er aber auch auf Leere umschalten kann. Ob er dadurch glücklicher wird, wie es gerade westliche Anhänger des Buddhismus gerne behaupten, ist damit nicht gesagt – die alten Zen-Meister hielten ja das Glück sogar für eine ebensolche Täuschung wie das Ich. Aber Leere ist in jedem Falle anders als das Denken und Handeln, wie wir es sonst im Alltag praktizieren. Und dem Zen-Buddhismus gebührt das Verdienst, das Fenster zu ihr geöffnet zu haben.

---

[3] Vgl. Han, Byung-Chul, »Philosophie des Zen-Buddhismus«, Stuttgart 2002

Schopenhauer und die Musik: Ton für Ton in die Leere

Arthur Schopenhauer gelingt in seinem Hauptwerk »Die Welt als Wille und Vorstellung« das Kunststück, den asiatischen Buddhismus mit dem abendländischen Rationalismus zu verknüpfen.

Ganz im Sinne Buddhas erklärt er zunächst: Das Leben ist ein ewig währendes Leiden, und schuld daran ist der Wille, der »tief unten« aus unserem Unbewussten wirkt. Denn er sorgt dafür, dass Leben überhaupt in Aktion tritt, dass wir essen und trinken, dass wir einander begehren und uns vermehren. Er bestimmt, ob und wie wir handeln und denken. Immer drängt es den Willen nach Erfüllung, und so lange die Erfüllung ausbleibt, spüren wir Schmerz, und wenn sie da ist, überfällt uns Langeweile. Schmerz und Langeweile bestimmen unser Dasein, und deswegen steht für Schopenhauer fest: »Jede Lebensgeschichte ist eine Leidensgeschichte.« Trostlos.

Und die erkenntnistheoretische Seite des Lebens hört sich bei Schopenhauer keinesfalls tröstlicher an. Da orientiert er sich nämlich an Immanuel Kant, der uns erklärt, dass wir in einer Scheinwelt leben, weit davon entfernt, dem Ding an sich auf die Spur zu kommen. Oder um es mit Schopenhauers Worten zu sagen: »Der Mensch kennt keine Sonne und keine Erde, sondern immer nur ein Auge, das die Sonne sieht, und eine Hand, die die Erde fühlt.« Im Unterschied zu Buddha sieht Schopenhauer also nicht die Veränderlichkeit der Welt, sondern ihre wahrnehmungstechnische Unerreichbarkeit als Hauptproblem an. Aber am Ende kommen beide zu dem einhelligen Urteil: Die Welt ist wesentlich durch Leid und Lüge bestimmt.

Wie kann man sich nun dieser, von Schopenhauer gerne als »Jammertal« bezeichneten Welt entziehen? Askese und Schlaf sind für den abendländischen Denker ebenfalls keine Optionen, und auch der Selbstmord wird ausgeschlossen, weil er das Produkt einer Verzweiflung und damit eines heiß gelaufenen Willens ist, den Selbstmörder also nicht vom Willen erlöst. Dieser wolle nämlich in Wahrheit das Leben, so Schopenhauer, und sei nur mit den Bedingungen unzufrieden, unter denen er es führt. Weswegen der Selbstmörder »keineswegs den Willen zum Leben aufgibt, sondern bloß das Leben, indem er die einzelne Erscheinung zerstört«.

Laut Schopenhauer muss man vielmehr zwei philosophische Wege beschreiten, um dem Jammertal zu entkommen. Der eine ist ethischer Natur, indem er Entsagung und Mitleid einfordert – Entsagung, um die Kraft des Willens zu brechen, Mitleid, um durch das Leiden am anderen das eigene, subjektive Leiden zu überwinden. Hier rückt Schopenhauer wieder in die Nähe der Ethik, wie man sie auch im Buddhismus findet.

Mit dem anderen, dem ästhetischen Weg betritt Schopenhauer jedoch philosophisches Neuland. Mit Hilfe von Kunst und Musik könnten wir, so sein Konzept, hinter die Erscheinungen blicken. Dies würde uns schon mal aus unserem Trugschloss befreien. Bei der Musik komme noch ein zweiter Aspekt hinzu, nämlich dass sie das Ding an sich unmittelbar abbilde. Oder anders ausgedrückt: Musik macht uns fühlbar, was die Dinge selbst fühlen würden, wenn sie die Fähigkeit zum Fühlen besäßen. Und das, was wir da fühlen, so Schopenhauer, sei nichts anderes als der Wille. Die Musik ist der Widerhall des Willens, der in den Dingen am Werk ist. Sie ist nicht das Abbild der Dinge von außen, sondern Vergegenwärtigung ihres eigenen Willens, der in ihnen lebendig ist.

Schopenhauer setzt also den Willen als das Kant'sche Ding an sich, das hinter allen Erscheinungen steckt. Und seiner Meinung nach können wir es mittels der Musik schaffen, dass sich dieser Wille selbst anschaut. Nehmen wir als Beispiel eine Blume, die kurz vor dem Öffnen ihrer Blüte steht. Und einen guten Musiker, der diese Szene am Klavier in Töne umsetzt. Wenn er nun spielt, lässt er den Willen der Blume zum Blühen in sich und auch in uns als Zuhörern gegenwärtig und lebendig werden. Wir erleben, wenn wir die komponierte Blume hören, sie genauso, als wären wir selbst die Blume. Unser persönlicher Wille indes erlischt, wir *entleeren* uns; unsere eigenen Stimmungen, Befindlichkeiten, Bedürfnisse und Absichten treten zurück – und am Ende fühlen wir nur noch den Blumen-Willen. Gerade bei Liedern von Franz Schubert empfindet dies mancher besonders deutlich.

Als empirischer Wissenschaftler muss man an dieser Stelle gewiss tief durchatmen. Denn Schopenhauer bewegt sich hier in den spekulativ-verspielten Sphären der Metaphysik und nicht auf dem faktisch-geerdeten Acker der Naturwissenschaften. Andererseits betont er immer wieder, dass Willensakt und Aktion des Leibes keine verschiedenen, ursächlich verknüpften Dinge sind, nach dem Muster vom »Geist in der Maschine«, der die Initialzündung leistet, und dann bewegt sich unser Finger. Beide seien vielmehr ein und dasselbe, unterschieden »nur durch die Form der Erkennbarkeit«. Die körperliche Handlung sei nur der objektivierte, das heißt in Anschauung getretene Akt des Willens. Schopenhauers Wille ist keine Geistes-, sondern eine Leibeskonstruktion. Weswegen es durchaus »handfest« ist, wenn wir uns in der Musik als Blumen-Willen spüren. Dies deckt sich auch mit den aktuellen Erkenntnissen der Hirnforschung. Demzufolge sind die Orientierungsareale im Gehirn, wie etwa der Hippocampus und der Lobus parietalis superior im oberen Scheitellappen, durchaus geneigt, unter bestimmten Bedingungen die Grenze zwischen Selbst und Außenwelt aufzulösen – und Musik kann die notwendigen Bedingungen dazu schaffen. Wir werden später noch ausführlich darauf zu sprechen kommen.

Außerdem hatte Schopenhauer keine Berührungsängste mit den Naturwissenschaften. Er hatte die französischen Physiologen seiner Zeit gelesen und war bestens vertraut mit deren

These vom Gehirn als Organ des Denkens: »Die Erkenntnis überhaupt ist uns nur als Gehirnphänomen bekannt, und wir sind nicht nur unberechtigt, sondern auch unfähig, sie anderweitig zu denken.« Dass auf dieser trivial-körperlichen Grundlage nicht unbedingt etwas Göttliches oder sonst wie Jenseitiges entstehen kann, war für ihn kein Problem: »Das Gehirn denkt, wie der Magen verdaut.« So wie Letzterer das Essen für die Darmpassage vorbereite, verarbeite das Gehirn die Wahrnehmungen unserer Welt, sodass wir sie verdauen könnten. Solche Parallelen zieht keiner, der die hehre Gedankenwelt in seinem Elfenbeinturm davor bewahren will, auf den Boden des Leiblichen heruntergezogen zu werden.

Einfach irre: Nietzsche und der Rausch der Leere

Schopenhauer dachte sich die Erlösung vom Willen ähnlich wie Gautama Buddha, nämlich wie das sanfte Erlöschen eines Feuers: still, ohne Spektakel. Weswegen er auch eine große Abscheu vor allem hatte, was laut und aufdringlich Aufmerksamkeit für sich einfordert. Politisches Getöse und große Feiern, spitzfindige Redner und eitle Selbstdarsteller, reißerische oder romantische Romane, geschwätzige Professoren wie Hegel oder bombastische Komponisten wie Wagner – all das war ihm zuwider. Er zog lieber mit seinem Pudel um die Gärten und pflegte in der Abgeschiedenheit seiner Kammer sein Blockflötenspiel. Schon harmlose Geselligkeit zählte er zu den »verderblichen Neigungen«, sie entspringe »der Unfähigkeit, die Einsamkeit und in dieser sich selbst zu ertragen«.

Diese Sätze hätten auch von Friedrich Nietzsche stammen können, denn der war ebenfalls ein Freund der Stille. Was allein schon seinen fortwährenden Kopfschmerzattacken geschuldet war, die ihn dazu zwangen, insgesamt sieben Sommer in der Abgeschiedenheit des Schweizer Alpendorfs Sils Maria zu verbringen. Aber dort konnte er auch, wie nirgendwo sonst, in die Leere eintauchen:

»Hier saß ich, wartend, wartend, – doch auf Nichts,
Jenseits von Gut und Böse, bald des Lichts
Genießend, bald des Schattens, ganz nur Spiel,
Ganz See, ganz Mittag, ganz Zeit ohne Ziel.«

Als Nietzsche diese Zeilen schrieb, war er zwar noch keine vierzig Jahre alt, aber bereits im Herbst seines philosophischen Schaffens angekommen. Er hatte Schopenhauer und Wagner, für die er anfangs noch in schwärmerischer Bewunderung entflammt war, hinter sich gelassen und sich schließlich zum »Zertrümmerer aller Werte« entwickelt. Dabei hatte er all die Errungenschaften der zivilisierten Welt wie Moral, Christentum, Bildungsbürgertum und Wissenschaften abgehakt als widernatürliche Hirngespinste »des niedergehenden, geschwächten, müden und verurteilten Lebens«. Sie seien gescheitert, allen voran das Christentum, denn »Gott ist tot«.

In der Abgeschiedenheit der Schweizer Alpen formulierte Nietzsche dann in seinem Buch »Also sprach Zarathustra« den Gegenentwurf: das »Dionysische«, benannt nach Dionysos, dem griechischen Gott des Rausches. Darin steckt die Aufforderung an den Menschen, alles Vernünftige zu überwinden und dafür auf »die Stimme des Leibes« zu hören: statt der Bequemlichkeit in einer moralisch behüteten, wissenschaftlich durcherklärten und religiös getrösteten Welt also ein Risiko-Leben, in dem nichts vorgegeben ist und völlige inhaltliche Leere herrscht. Es gibt Instinkte und spontane Eingebungen, aber kein Denken, das von irgendeinem Ich geleitet wird und zu irgendeinem Ziel führt. Aber es gibt auch nicht zwangsläufig Stille, und hier unterscheidet sich Nietzsche von Schopenhauer und Buddha.

Denn ausgerechnet der kleine, hochsensible, ewig kränkelnde, jeden Lärm geradezu panisch meidende Denker von Sils Maria interpretierte Leere nicht im Sinne eines weltabgewandten Mönches, der stundenlang schweigend im Yogi-Sitz verharrt. Und auch nicht im Sinne des Flötenspielers Schopenhauer, dem eine Art musikalische Andacht vorschwebte. Nietzsche dachte bei Leere vielmehr an die Dionysosfeste des antiken Griechenlands, deren Teilnehmer in wilder Ekstase tanzten, jaulten und sangen, um sich der »Zerreißung des principii individuationis« hinzugeben und »zur höchsten Steigerung aller symbolischen Fähigkeiten« zu kommen. Der leere Mensch Nietzsches ist in ausufernder Bewegung, und er teilt sich – wenn auch ohne Worte – lauthals und ungehemmt mit.

Wir werden in Kapitel 8 bei den Themen Sex und Epilepsie sehen, dass Leere nicht als stilles Moment über den Menschen kommen muss. In Locked-in- und Demenzpatienten sowie im Zen-Buddhisten ist die Leere still und bewegungslos, doch im Orgasmus und beim ekstatischen Tänzer ist sie das genaue Gegenteil. Es gehört zum Wesen der Leere, dass sie sich auch da nicht festlegen lässt – und es ist Nietzsches Verdienst, uns diesen Umstand, wie er es ausdrückte, »mit dem Hammer« mitgeteilt zu haben. Wozu auch gehört, dass er vom »Adler-Mut« spricht, den wir brauchen, um den »Schwindel totzuschlagen«, der uns beim Eintritt in die Leere überfällt. In seinem »Zarathustra« lässt Nietzsche einen Seiltänzer in die Tiefe stürzen und sterben, weil plötzlich ein teuflischer Kobold auf dem Seil über ihn hinweggesprungen ist. Dieses Schicksal, so seine Mahnung, könne jedem widerfahren, der alles hinter sich lässt und sich dem Nichts verschreibt. Aber dafür würde man mit der »Lust am Untergang« belohnt.

Nietzsche erfuhr schließlich am eigenen Leibe, wie sich diese Lust anfühlt. Die von ihm gepriesene Leere kam 1889 sehr konkret, nämlich in Gestalt eines psychischen und körperlichen Zusammenbruchs über ihn. Es fing mit brieflichen Ankündigungen an, dass er den Papst ins Gefängnis stecken sowie Bismarck und Kaiser Wilhelm erschießen lassen wolle – und als Unterschriften wählte er »Dionysos« oder »der Gekreuzigte«. Außerdem tanzte er nackt in seinem Hotelzimmer, und die Wirtsleute forderte er auf, alle Bilder von den Wänden zu entfernen, damit es mehr nach einem Tempel aussehe. Nachts tobte er in wilder Raserei am Klavier, tagsüber hielt er Monologe darüber, warum er der Nachfolger des »toten Gottes« sei. Schließlich mussten ihn die Wirtsleute von der Polizeiwache abholen, weil er auf der Straße für öffentliche Tumulte gesorgt hatte. Ob er dabei tatsächlich einem vom Kutscher ausgepeitschten Esel um den Hals gefallen war, wie die Legende erzählt, ist eher unwahrscheinlich, da Nietzsche nicht gerade als Tierfreund galt. In jedem Falle war er der Welt entrückt, ein Gespräch mit ihm war kaum noch möglich. Sein Freund Franz Overbeck notierte: »Er, der unvergleichliche Meister des Ausdrucks, war außerstande, selbst die Entzückungen seiner Fröhlichkeit anders als in den trivialsten Ausdrücken oder durch skurriles Tanzen und Springen wiederzugeben.«[4] Nietzsche war offenbar vom theoretischen zum praktischen »Dionysier« geworden.

Ein deutscher Arzt namens Dr. Baumann stellte, noch in Turin, eine vernichtende Diagnose: Hirnschwäche. Er hatte Nietzsche genau ein einziges Mal für ein paar Minuten gesehen, und dabei war ihm aufgefallen, dass sein Patient ständig nach Essen und »Frauenzimmern« verlangte. Doch obwohl Dr. Baumanns Diagnose eher einem Schnellgericht entsprach als einem echten Expertenurteil, sollte sie fortan kaum angezweifelt werden. Der Neurologe und Psychiater Wilhelm Lange-Eichbaum ging später sogar noch einen Schritt weiter und bezeichnete Nietz-

---

4 Würzbach, Friedrich, »Nietzsche. Sein Leben in Selbstzeugnissen, Briefen und Berichten«, München 1968

sche als so »verblödet«, dass man ihn mit einem »vollkommen ausgebrannten Krater« vergleichen könne.[5]

Lange-Eichbaum war es auch, der jene Erklärung für die Geistesschwäche des Philosophen in die Welt setzte, die bis heute weithin akzeptiert ist: Syphilis. Die Lues-Infektion habe dem Denker zunehmend das Gehirn zerstört und ihn in den Wahnsinn getrieben. Diese Diagnose wird mittlerweile stark angezweifelt, nicht zuletzt, weil Nietzsche vermutlich niemals in seinem Leben Sex hatte, und dabei wird der Lues-Erreger übertragen. Leonard Sax vom Montgomery Center in Maryland fand bei seinen Recherchen heraus, dass in Nietzsches Fall viele typische Syphilis-Symptome überhaupt nicht feststellbar waren.[6] »So fehlte beispielsweise das für die Erkrankung typische Zittern der Zunge«, so Sax, der als Psychologe und Medizinhistoriker forscht. Auch wies der Patient zunächst weder eine schleppende Sprache noch ein ausdrucksloses Gesicht auf; nach seinem Turiner Zusammenbruch konnte er noch lange Zeit sprechen und schreiben. Dafür notierten seine Ärzte unterschiedliche Pupillengrößen, doch auch die taugen nicht zur Diagnose einer Neuro-Syphilis, so Sax, »denn Nietzsche hatte schon als Kleinkind unterschiedlich große Pupillen«.

Zu denken gibt überdies, dass der Philosoph nach seinem Zusammenbruch 1889 noch elf Jahre lebte – weitaus länger, als es früher, in vor-antibiotischen Zeiten, für einen Syphilis-Patienten möglich gewesen wäre. Die meisten starben damals in den ersten fünf Jahren nach Auftreten der ersten Symptome, Nietzsches Ärzte gaben ihrem Patienten sogar nur noch zwei Jahre zu leben. Weswegen für Sax feststeht: »Die Syphilis-These ist bei näherer Betrachtung der Fakten nicht aufrechtzuerhalten.« Wir wissen also nicht, was in Nietzsches Gehirn am Ende ablief.

---

[5] Lange-Eichbaum, Wilhelm, »Nietzsche. Krankheit und Wirkung«, Hamburg 1946

[6] Sax, Leonard, Journal of Medical Biography, 11; 2003

Von einem Leiden kann man ohnehin nicht sprechen. In den ersten Jahren seiner Umnachtung unternahm der Philosoph noch lange Spaziergänge, improvisierte viel am Klavier und klatschte wohlwollend, wenn ihm jemand anders etwas vorspielte. Seine Freunde mussten bei ihren Besuchen zwar akzeptieren, dass er sie nicht mehr erkannte, doch sie attestierten ihm, »nicht übel aussehend«, »träumerisch« und »ruhig« zu sein, er wirke »gar nicht mehr wie ein Kranker« und habe »so etwas Natürliches« an sich. Nur ein einziges Mal bekam er, der sich zuvor über alles und jeden aufregen konnte, noch einen Wutanfall: nämlich als ihn der Schriftsteller und Antisemit Julius Langbehn zum Christentum bekehren wollte. Ansonsten jedoch war Nietzsche, wie seine Mutter es gerne ausdrückte, »ein Herzenskind«. Später erlahmte zwar sein Bewegungsdrang, er lag viel im Bett, und seine Augen starrten lange ins Leere, aber er machte keineswegs den Eindruck eines unglücklichen oder leidenden Menschen.

Gleichwohl kann man Nietzsches Zustand in seinen letzten Lebensjahren natürlich als Tragödie bezeichnen, wenn man ihn mit der Sprachgewalt vergleicht, die er zuvor hatte. Und auch dass seine Schwester ihn am Ende – gekleidet in einen weißen Umhang – zum Ausstellungsstück machte und seinen philosophischen Nachlass fälschte, wirkt auf den Betrachter demütigend und menschenverachtend. Doch den Patienten selbst tangierte das nicht mehr. Durch die Leere hatte er vielmehr einen Frieden gefunden, den er in seinen schöpferischen Jahren nur selten empfunden hatte. Das Gehirn des Philosophen Nietzsche hatte am Ende einen Zustand erreicht, der – von innen, vom Betroffenen selbst aus betrachtet – weder eine Katastrophe noch eine Tragödie ist, sondern eher ein Segen. So etwas ist in menschlichen Lebensgeschichten nicht ungewöhnlich. Wir werden dazu in Kapitel 10 noch ein besonders ergreifendes Beispiel vorstellen: den Kaufmann Theo aus Düsseldorf.

Ohne Schlaf und Hoffnung: Emil Cioran und die Lust an der Kapitulation

Der rumänische Philosoph Emil Cioran griff die Leere im Sinne von Buddha, Schopenhauer und Nietzsche auf und verband sie mit den Erfahrungen, die er Anfang des 20. Jahrhunderts als Kind in den Karpaten gemacht hatte. Dort herrschten primitive, geradezu vorzivilisatorische Zustände, und niemand versuchte, die Menschen in ein System zu zwängen oder für irgendwelche Zwecke zu benutzen. Umso stärker empfand Cioran später das zivilisatorische Leben, einschließlich des Studiums der Philosophie, als »Verknechtung« und »Despotismus«. Als junger Denker rebellierte er gegen alles und jeden, und sein Zorn wurde so groß, dass er nachts von einer schlimmen Schlaflosigkeit geplagt wurde. Sieben Jahre lang, in denen er subjektiv nahezu ohne Schlaf blieb!

Doch es gehörte zu Ciorans Eigenheiten, dass er diesen Umstand für seine Art des Philosophierens zu nutzen verstand. Er empfand die »weißen Nächte« als Aufstand gegen das bürgerliche Leben mit seiner calvinistischen Ethik, demzufolge sich das besinnungslose Arbeiten mit dem besinnungslosen Schlaf abzuwechseln habe. Und er empfand sie als Aufstand gegen das rationale Denken und damit gegen die konventionelle Philosophie: »Kein System hält den durchwachten Nächten stand. Unter der Schlaflosigkeit fallen die Gewissheiten auseinander.« Stattdessen lieferten sie neue Erkenntnisse:

»In den schlaflosen Nächten verfolgen wir den Lauf der Zeit rückwärts und erleben aufs neue Urängste und -freuden; Ereignisse, die vor unserer Geschichte, weit vor unseren Erinnerungen stattgefunden haben. Die Schlaflosigkeit bewirkt eine Rückkehr zu den Ursprüngen, versetzt uns in die Anfänge der Menschheit. Sie vertreibt uns aus der Zeitlichkeit und zwingt uns, auf unsere allerletzten Erinnerungen, die zugleich die allerersten sind, zu hören [...]. Man lernt in einer schlaflosen Nacht mehr als in einem Jahr guten Schlafs.«

Spätestens an dieser Stelle dürfte Cioran den meisten von uns merkwürdig vorkommen. Denn wenn wir mal eine Nacht kaum schlafen, fühlen wir uns gerädert und weit davon entfernt, irgendetwas gelernt zu haben. Außerdem wissen wir ja, dass im Schlaf unsere Gedächtnisinhalte konsolidiert und stabilisiert werden, weshalb immer mehr Firmen Räume einrichten, in die sich die Angestellten für ein Nickerchen zurückziehen können, um den Rest des Tages effizienter zu arbeiten. Wie soll uns dann ausgerechnet Schlaflosigkeit neue Erkenntnisse bescheren?

Vielleicht sollten wir die Worte des Philosophen noch um einen Aspekt ergänzen, denn dann wird klarer, was er meint. Wenn wir nämlich von *anderen* oder *losgelösten* Erkenntnissen sprechen, wird deutlich, dass es hier um etwas ganz anderes geht als beim Schlaf. Denn der regeneriert uns, macht uns fit für die Stunden, in denen wir wach sind. Das ist für Cioran völlig uninteressant, weil es uns nicht aus dem Hamsterrad von Arbeit und Auftanken für die Arbeit erlöst. Der Schlaf befreit nicht, sondern dient der Erholung und ist damit ein Teil des auf bloßes Funktionieren ausgerichteten Lebens. Ganz anders die Schlaflosigkeit. Gerade weil sie eben *nicht* erholsam ist und sich in ihr ein eigenes Zeitempfinden und eine Gedankenwelt jenseits des Funktionierens entspinnt, wirkt sie in höchstem Maße befreiend. Wobei Cioran betont, dass man Schlaflosigkeit zu Ende gehen, also das erste Stadium hinter sich lassen muss, das noch wesentlich von Unruhe, Zorn, Trauer und anderen aufputschenden Gefühlen geprägt wird. Man muss auch ins zweite Stadium der zweiten Nachthälfte hinüberwachen, in dem der überanstrengte Geist zunehmend ermattet. »In den Nächten, in denen man schlecht schläft«, so Cioran, »kommt ein Augenblick, wo man aufhört unruhig zu sein, wo man die Waffen streckt; eine Ruhe folgt darauf, ein unsichtbarer Sieg, höchster Lohn nach Qualen, die ihm vorausgingen. *Hinnehmen* heißt: um die Grenzen wissen. Nichts kommt einem aufgebenden Kämpfer gleich, nichts geht über die Ekstase der Kapitulation.«

Cioran hat damit nicht nur die therapeutische Wirkung der Schlaf-Verhinderung bei Depressionen vorausgeahnt. Mit der »Ekstase der Kapitulation« bewegt er sich auch auf den Spuren des »Dionysiers« Nietzsche. Doch was die Kapitulation betrifft, so geht er einen eigenen Weg. Einen gänzlich unheroischen. Nach sieben Jahren vergeblichem Kampf gegen die Schlaflosigkeit beschließt Cioran, auch nicht mehr gegen die besitzergreifenden Systeme seiner Umwelt zu kämpfen. Denn, so seine Begründung, »wenn man lange genug gegen jemanden oder gegen etwas denkt, wird man ein Gefangener dieses Denkens und liebt diese Knechtschaft schließlich«. Also: Schluss mit dem Kampf, denn der passt nicht zur Leere, die ihm durch die Schlaflosigkeit so vertraut geworden ist. Was auch die Hirnforschung bestätigt. Demnach regeneriert der Schlaf nicht nur, sondern durch seine gedächtnisspeichernde Funktion setzt er den Tag geradezu fort und hält uns damit von der Leere fern, die nach langer Schlaflosigkeit eintritt.

Stattdessen holt Cioran die Leere zurück auf den Boden – auf den Boden der nicht vorhandenen Tatsachen. Nietzsche sprach noch vom Schwindel, der uns bei der Begegnung mit ihr befällt und uns Mut abfordert; Cioran hingegen betont, Leere sei »Abgrund ohne Schwindelgefühl«, und mutiges Heldentum sei das genaue Gegenteil von ihr. Er warnt davor, »aus der Leere einen Ersatz für das Sein zu machen« und sie beispielsweise als besondere Glückseligkeit zu verklären. In der wahren Leere sei man, so sein Resümee, »auf alle Zeit gerettet und unglücklich«. Und das Nirwana der Buddhisten ist für ihn »wie ein Ersticken, aber das sanfteste immerhin«. Bei Cioran wird die Leere trivial und trostlos, zur »inneren Sahara« – und damit im eigentlichen Sinne zu Ende gedacht.

Dazu gehört, dass Cioran nie konkrete Vorschläge unterbreitet, wie wir die Leere im Leben realisieren können. Sollen wir irgendwelche Drogen nehmen, um nachts wach zu liegen? Keine Antwort. Sollen wir meditieren? Dazu sagt Cioran: »Reflektieren heißt, festzustellen, dass alles unmöglich ist. Meditieren heißt, dieser Feststellung einen Adelstitel verleihen.« Das hilft auch nicht wirklich weiter. Der rumänische Philosoph betrachtete sich jedoch nicht als Ratgeber-, sondern als Erlebnisphilosoph, der sinnlose Fragmente verbreitet, aber niemandem helfen kann. Auch sich selbst nicht: »Je länger es dauert, desto skeptischer beurteile ich meine Chancen, mich von einem Tag zum nächsten weiterzuschleppen.« Das passt wiederum zur bereits beschriebenen »Ekstase der Kapitulation«. Das Hochgefühl der Hilflosigkeit ist ein wesentliches Moment der Leere.

Am Ende seines Lebens erlebte Cioran dieses Hochgefühl noch einmal auf sehr persönliche Weise: Er versank in geistiger Umnachtung, so ähnlich wie Nietzsche, nur für ein paar Jahre weniger. Cioran, der unzählige Bücher gelesen hatte, fasste kein Buch mehr an und hörte stattdessen die ganze Zeit Musik, was er vorher nicht so oft getan hatte. In der Blüte seines Lebens hatte er es ausdrücklich gutgeheißen, dass man sich der Sinnlosigkeit des Lebens auch durch Selbstmord entziehen könnte. Als dementer Pflegefall sprach er nicht mehr davon. Denn jetzt war das Leben wirklich sinnlos geworden – und da brauchte es keinen Selbstmord mehr.

Kapitel 3

Schwingen im langsamen Takt: Die Hirnwellen der Leere

Die Philosophen deuten bereits an: Es gibt nicht nur eine Leere. Und wir haben ja längst nicht alle Denker behandelt, die sich intensiv mit diesem Thema beschäftigen. Man könnte noch eine ganze Reihe anderer nennen, nicht zuletzt Jean-Paul Sartre, der nach einem von Ängsten und Unsicherheiten geprägten Leben in seinem Roman »Der Ekel« berichtet, wie die Leere vom Feind zum Freund werden kann – was ja gleichsam eine Hauptthese unseres Buches wiedergibt:

»Das Gefühl der Leere (la nausée) hat mich nicht verlassen, und ich glaube, es wird mich nicht so bald verlassen. Aber ich leide nicht mehr darunter, es ist nicht mehr krankhaft oder eine Schrulle, die wieder geht: es ist eins geworden mit mir.«

Viele Meditationslehrer oder andere Vertreter des sogenannten New Age betonen zwar gerne, dass es nur eine, nämlich »ihre« Leere gibt. Doch tatsächlich kann sich das Gehirn auf recht vielfältige Weise »entleeren«. Es kann leise und bewegungslos passieren, wie bei Yoga, Meditation und dem Locked-in-Syndrom, oder auch laut, rhythmisch und bewegungsintensiv, wie bei Tanz, Musik und Sex. Man kann alleine zur Leere finden, in einsamer Abgeschiedenheit, oder auch in der Gruppe, wie etwa bei einem Konzert mit zehntausend Zuschauern oder in der Fankurve beim Fußballspiel. Man kann sich im Anschluss an ein Leere-Erlebnis frisch und ausgeruht fühlen (was wohl die meisten von uns erhoffen), aber Emil Cioran fühlte sich natürlich nach seinen schlaflosen Nächten auch erschlagen und ausgelaugt, und selbst trainierte Zen-

Meditierende berichten, dass sie nach ihren Sitzungen mitunter Schmerzen und einige davon Hämorrhoiden bekommen. Leere kann eben sehr unterschiedlich sein, und dazu gehört, dass sie nicht zwangsläufig glücklich machen muss. Ganz zu schweigen davon, dass natürlich gerade ein Begriff wie die Leere viele Interpretationen zulässt. So würde ein Zen-Meister sich wohl kaum auf dieselbe Stufe stellen wollen wie ein grölender Fußballfan, und wer würde spontan akzeptieren, dass die Leere des Fötus durchaus mit der Leere eines Notfallpatienten zu vergleichen ist, der dem Tod nahe ist?

Es gibt viele unterschiedliche »Konzepte« der Leere, und das macht es schwer, ihr eine Definition zu geben. Wobei man natürlich auch sagen muss, dass man generell *etwas* leichter definieren kann als *nichts*. Man kommt daher nicht umhin, die Dinge in den Fokus zu nehmen, die in der Leere *fehlen*.

Neuronaler Feuerschutz: Warum das Gehirn einen Sicherungskasten braucht

Das menschliche Gehirn enthält etwa 86 Milliarden Nervenzellen, die in ihrem Aufbau an einen Nelkenbaum erinnern. Denn der bildet extrem feine Zweige aus, und das gilt auch für unsere Neuronen. Ihre Zellfortsätze können sehr lang werden, sich von einer Seite des Gehirns zur anderen erstrecken – und dabei verjüngen sie sich bis auf einen Durchmesser von 0,1 Mikrometern. Das ist nur ein winziger Bruchteil vom Durchmesser der feinen Äste eines Nelkenbaums, aber die »Intentionen« der feinen Verästelungen sind bei beiden durchaus ähnlich.

Der Nelkenbaum besitzt seine feinen Ästchen, um mehr Blätter und damit mehr Oberfläche zum Einfangen des Sonnenlichts ausbilden zu können. Das Neuron hingegen gewinnt

Neuron

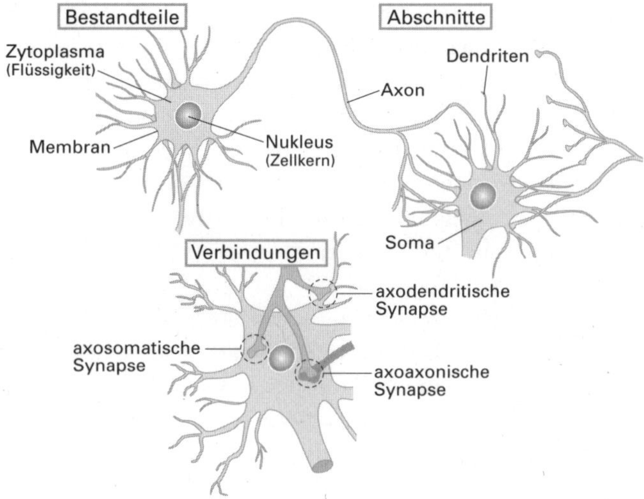

mit seinen Fortsätzen zwar keine Energie, aber sie erleichtern ihm den Kontakt zu anderen Neuronen. Genauso wie ein Nelkenbaum von Lichtstrahlen getroffen werden »möchte«, »will« ein Neuron von anderen Neuronen berührt werden.

Hergestellt wird der Kontakt in der Regel durch Synapsen, deren Anzahl noch größer ist als die der Neuronen: hundert Billionen. Das ist eine Zahl mit fünfzehn Nullen – und sie zeigt, dass dem Verbinden im Gehirn eine Schlüsselrolle zukommt. Entscheidend dabei sind Botenstoffe bzw. Neurotransmitter, wie etwa Glutamat, Dopamin, Serotonin und Oxytocin. Allerdings, und das ist weit weniger bekannt, werden die Botenstoffe nur aktiv, wenn in dem System genug Strom fließt.

Denn die Informationsübertragung basiert auf der Eigenschaft der Neuronen, ihre Informationen auf elektrischem Wege weiterzuschicken, und das geschieht wie folgt:

Wenn eine Nervenzelle in Ruhe ist, wandern aus ihrem Innern positiv geladene Natriumionen nach außen auf die Zellmembran, sodass die Ladung innen negativ und außen positiv ist. Wenn von einer anderen Zelle ein Signal kommt, das stark genug ist, um einen bestimmten Schwellenwert zu überschreiten, drehen sich die Ladungsverhältnisse um. Es kommt zur Depolarisation, und aus dem Ruhe- wird ein Aktionspotential. Die positiven Ionen von außen strömen nach innen, wo dann kurzfristig eine positive Ladung entsteht: Das Neuron fängt nach dem Alles-oder-nichts-Prinzip an zu feuern, es wird also nicht nur ein bisschen, sondern vollständig aktiviert. Es schickt seine Ladungen auf die Reise, und zwar über spezielle Zellfortsätze, die Axone. Auf ihnen pflanzt sich die Erregung mit hoher Geschwindigkeit fort, bis sie zu einer Synapse gelangt. Dort erfolgt eine kurzfristige Ausschüttung der Botenstoffe, doch dann geht es auch gleich wieder elektronisch weiter. Über spezielle aufnehmende Zellfortsätze, die Dendriten, gelangt die Erregung zum nächsten Neuron, auf dessen Axon sie zur nächsten Synapse und von dort zum dritten Neuron gelangt, und so fort. Es entsteht eine neuronale Bahn. Auf ihr können Neuronen miteinander kommunizieren.

Das Neuronen-Synapsen-System klingt recht einfach, doch tatsächlich ist seine Struktur überaus komplex. So kann jedes einzelne Neuron über Hunderte oder sogar viele Tausend Synapsen mit anderen Neuronen in Verbindung stehen. Außerdem gibt es in der Informationsübermittlung des Gehirns immer wieder Verluste und »Kontroversen«.

So kann es durchaus passieren, dass die Erregung eines Neurons im Nichts versandet, weil sie nicht die notwendige Schwelle erreicht, um das nachfolgende Neuron zu erregen. Von den meisten Synapsen weiß man mittlerweile, dass sie ziemlich »schwach auf der Brust« sind. Das heißt, dass sie einzeln nicht genug Neurotransmitter-Power haben, um beim nächsten Neuron Eindruck zu hinterlassen. Sie müssen sich dazu mit anderen Synapsen zusammentun und ihre Signale im Dendrit des Neurons bündeln. So wie sich mehrere Flüsse zu einem großen Strom verbinden, der dann mit größerer Wucht durchs Land fließt. Wobei sich im Gehirn viele Flüsse im »Wartezustand« befinden, insofern die meisten Neuronen still sind und – oft ein ganzes Leben lang – darauf warten, irgendwann einmal aktiviert zu werden.

Außerdem ist die Wirkung der Botenstoffe in der Synapse nicht immer erregend, sondern oft auch hemmend. Es ist also möglich und auch durchaus üblich, dass die Erregung eines bestimmten Neurons irgendwo anders zu einer Hemmung führt. Der amerikanische Neurobiologe Neil Carlson hat dies in einem anschaulichen Beispiel erläutert.

Angenommen, ich trage eine Kasserolle mit einem heißen Auflauf vom Backofen zum Küchentisch. Plötzlich merke ich, wie die Hitze durch die zu dünnen Topfhandschuhe in meine Finger schießt. Der unmittelbare Reflex wäre, das heiße Geschirr einfach fallen zu lassen, damit meine Haut nicht verbrennt. Die entsprechenden motorischen Neuronen im Rückenmark fangen auch schon an zu feuern, doch sie werden gleichzeitig von einem Impuls ausgebremst, der vom Gehirn kommt und signalisiert: »Bloß nicht fallen lassen!« Weil das nämlich eine echte Sauerei auf dem Küchenboden anrichten würde. Ganz zu schweigen davon, dass auch noch das Essen hinüber wäre. Wahrscheinlich dringen diese Gedanken in der Hektik des Augenblicks nicht einmal bis in unser Bewusstsein vor, aber sie sind trotzdem da. Das Gehirn hat nämlich entsprechende neuronale Bahnen ausgebildet, an deren Enden Synapsen mit hemmenden Interneuronen stehen. Sie schütten einen Botenstoff aus, der die Erregungen der motorischen Neuronen dämpft, sodass sie weniger feuern. Die Folge: Wir beißen die

Zähne zusammen, hasten zum Tisch und stellen die Kasserolle ab, ohne dass es zum Küchendesaster kommt.[1]

Carlson betont, dass sein Beispiel bewusst einfach konstruiert ist. Wir haben den Schmerz, die unmittelbare Reaktion darauf und deren Unterdrückung. Im Alltag sind unsere Handlungen oft erheblich komplizierter zusammengesetzt. Zudem kann sich die Hemmung nicht nur auf Handlungen, sondern auch auf Gedanken erstrecken. Aber das Prinzip ist jedes Mal das gleiche: Auf der einen Seite haben wir die neuronale Aktivität und auf der anderen Seite deren neuronale Hemmung; es gibt nicht nur aktive Einheiten, sondern auch »Aktivitätswächter«. Das zentrale Nervensystem besteht also aus »Kämpfern«, die aus vollen Rohren feuern, und aus »Dämpfern«, die das Feuer unterdrücken. Was nicht nur den Küchenboden vor Verschmutzung durch herunterfallende Kasserollen, sondern auch die Neuronen vor Erschöpfung und Untergang schützt.

Denn gerade die Nervenzellen der Großhirnrinde (des Cortex) sind prinzipiell so konstruiert, dass sie immer feuern. Dort gibt es keine Hemmungen, die Natur hat diesen Bereich unseres Gehirns als unermüdliche Gedankenpumpe erschaffen, die Tag und Nacht arbeitet. Würde man den Cortex lassen, würden seine Neuronen in allen Ecken immer mehr elektrische Ladung aufbauen, bis es schließlich zu viel würde. Dann würde über einen Krampfanfall eine gewaltige, den betreffenden Menschen überwältigende Entladung erfolgen. Was konkret bedeutet: Der zügellose Cortex würde durch sein Dauerfeuer einen epileptischen Anfall nach dem anderen hervorrufen, was auch den Untergang zahlreicher, restlos erschöpfter Neuronen mit sich brächte. Am Ende hätte sich die hyperaktive Großhirnrinde selbst vernichtet.

---

1 Carlson N.R. u.a., »Psychology: The Science of Behavior«, New York 2013

Um das zu verhindern, wurde – wie in jedem gut ausgestatteten Haus – ein Sicherungskasten installiert, und zwar vor allem in Gestalt des Thalamus und seiner hemmenden Botenstoffe und Neuronen. Er bildet den größten Teil des Zwischenhirns und liegt direkt unterhalb des Cortex, von wo aus er wesentlich darüber entscheidet, welche Signale nach oben – also zum Cortex – durchgelassen werden, um dort für Erregungen zu sorgen. Man bezeichnet ihn deshalb auch gerne als »Tor zum Bewusstsein«, insofern er filtert, was »bedeutungsvoll« genug ist, um von der Großhirnrinde gewürdigt zu werden. Für unsere Belange zählt jedoch mehr, was er *nicht* durchlässt. Denn wenn sich Leere im Cortex einstellen soll, kann dies nur über den Thalamus und seine rigiden Filtermaßnahmen geschehen. Man könnte ihn daher auch getrost als »Tor zur Leere« bezeichnen.

In der Natur gibt es übrigens ein Tier, das sich durch einen besonders starken Thalamus auszeichnet: die Katze. Und ist es nicht genau dieses Tier, das uns seit jeher durch seine Fähigkeit zum achtsamen Dösen fasziniert? Die Katze kann stundenlang mit geschlossenen Augen dasitzen, ohne sonderliche Regung, aber auch ohne zu schlafen. Ihr Thalamus sorgt dann dafür, dass der Cortex nicht durch von außen kommende Reize aufgewühlt wird, gleichzeitig aber jederzeit durch bedeutsame Reize, wie etwa die durchs Gras flitzende Maus, umgehend aktiviert werden kann. Die Katze befindet sich dadurch in einem Zustand der achtsamen Leere. Und aus der Tatsache, dass sie währenddessen besonders oft schnurrt, können wir schließen, dass sie sich sehr wohl dabei fühlt.

Die Wellen-Lehre der Leere

Das Gehirn der dösenden Katze zeichnet sich dadurch aus, dass es sogenannte Alpha-Wellen produziert. Das kann unser Gehirn auch, wenn wir uns beispielsweise mit geschlossenen Augen ins Gras legen. Wir sind in dieser Hinsicht zwar nicht ganz so fit wie die Katze, aber wir können es. Doch was bedeutet es eigentlich, wenn ein Gehirn Alpha-Wellen produziert? Und was versteht man überhaupt unter Gehirnwellen?

Wenn mehrere Hirnneuronen gleichzeitig feuern, summieren sich ihre einzelnen Aktivitäten zu einer Gesamtaktivität. Dabei entsteht ein bestimmtes Wellenmuster, das sich im EEG (Elektroenzephalogramm) messen und darstellen lässt. Die Oszillationen bzw. Schwingungen des Musters können sehr unterschiedlich sein, sie reichen von den Delta-Wellen unterhalb von 4 Hz bis zu den Gamma-Wellen jenseits von 30 Hz, außerdem können die Ausschläge in ihrer Höhe stark variieren. Die Wellen sind wie ein Taktgeber für das menschliche Gehirn. Sie kontrollieren Aufmerksamkeit, Wahrnehmung und Erinnerungsformation. Was konkret heißt: Wenn wir auf dem EEG-Monitor ein Wellenmuster sehen, lässt das wohl Aussagen über den Bewusstseinszustand des betreffenden Menschen zu – ob er beispielsweise schläft und in welcher Schlafphase er gerade steckt, oder ob er wach ist und wie konzentriert er gerade zu Werke geht. Ob er jedoch positiv oder negativ dabei empfindet, lässt sich über die Hirnwellen kaum ermitteln.

Die Ergebnisse vieler experimenteller Untersuchungen zeigen, dass bestimmte Klassen von Neuronen größeren Einfluss auf den Schwingungszustand des Netzwerkes nehmen als andere. Ein Oszillationszustand besteht z.B., wenn der Körper in Ruhe ist: Dann schwingen die Zellen des motorischen Cortex und der verbundenen Areale im 8–14 Hz Rhythmus, dem sogenannten senso-motorischen Rhythmus (SMR). Interessan-

Eine einfache Oszillator-Schaltung

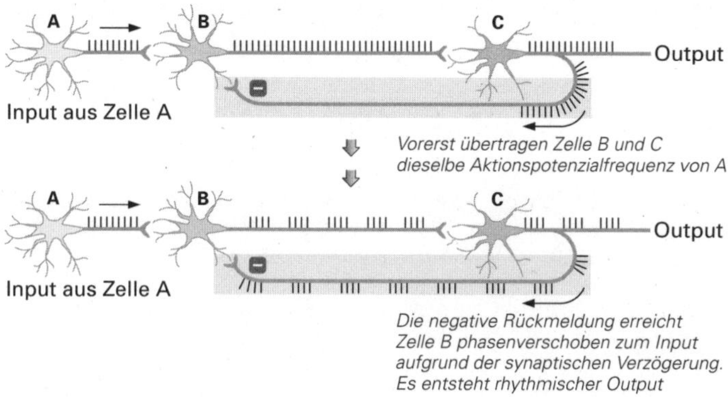

Entstehung von Wellen im Gehirn

Wenn die vielen Milliarden Nervenzellen und ihre Verbindungen chaotisch angeordnet wären, würden sie auch chaotische Entladungen produzieren. Dann wäre unser subjektives Erleben völlig ungeordnet, und es gäbe keine Inhalte, wie etwa eine konkrete Vorstellung. Dass Informationen im Nervengewebe und damit auch so etwas wie Bewusstseinsinhalte entstehen können, verdanken wir der Möglichkeit des Gehirns, Oszillationen bzw. Schwingungen zu produzieren: Jede Welle setzt sich aus der Summe vieler Einzelentladungen in einem definierten Netz von Neuronen zusammen.

Die Abbildung zeigt z.B., wie sich das kontinuierliche Feuern der Zelle A über Zelle B zu Zelle C fortpflanzt. Zelle C besitzt aber auch hemmende Verbindungen (Minuszeichen in der Abb.), die zur Ursprungszelle B zurückkehren. Die negative Rückmeldung kommt – durch den Umweg, der auch einen synaptischen Spalt überwinden muss – zeitlich etwas verzögert an, sodass der Erregungsstrom von B nach C unterbrochen wird. Dadurch entstehen, wie man auf der Abbildung unten sehen kann, Pausen im Erregungsstrom. Eine Elektrode über diesen Zellen würde nun Oszillationen registrieren, wobei jede Gruppe von Erregungen eine elektrisch negative Welle produziert. Zelle C entlädt nun rhythmisch als Oszillator. Je nach Zahl und Orten der beteiligten Zellverbände ergeben sich unterschiedliche Rhythmen an unterschiedlichen Stellen des Gehirns.

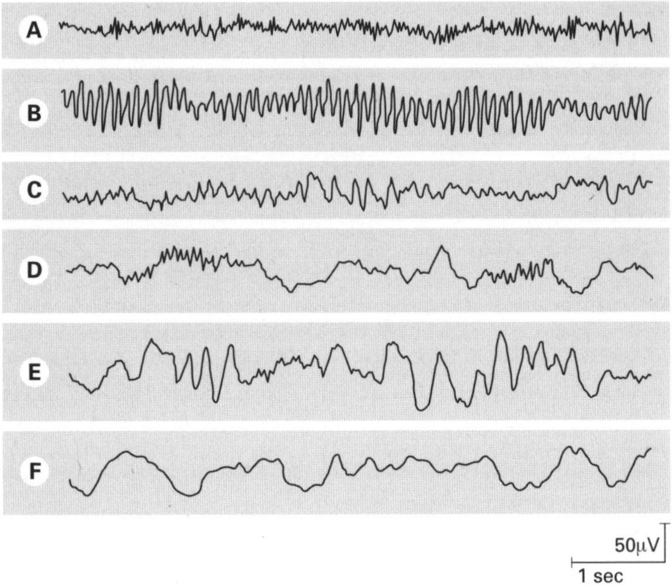

Die unterschiedlichen Wellentypen
A: *Hochfrequente Beta- und Gamma-Wellen (13 – 30 Hz bzw. 30 – 100 Hz).* Beta-Wellen können sehr unterschiedliche Ursachen haben. Man sieht sie im REM-Schlaf, im Wachzustand und unter dem Einfluss von Psychopharmaka. Wenn sie einen niedrigen Ausschlag haben, ist das ein Hinweis auf aktive Konzentration oder Anspannung. Gamma-Wellen treten demgegenüber nicht nur bei hochkonzentriertem Denken und Wahrnehmen sowie intensiven Lernprozessen auf, sondern auch bei tiefer Meditation, die vom Zen-Buddhismus als »Einüben in die Leere« gesehen wird. Man sollte also nicht voreilig interpretieren: »Je langsamer die Hirnwellen, desto mehr Leere.«
B: *Alpha-Wellen (8 – 12 Hz).* Sie haben eine sehr harmonisch-regelmäßige Struktur. Typisch für einen angenehm entspannten Wachzustand. Es herrscht ein Equilibrium, ein Gleichgewicht zwischen Hemmung und Erregung. Dadurch bilden diese Wellen oft (aber nicht immer!) günstige Voraussetzungen dafür, dass man im Wachzustand Leere erlebt. Eine typische Alpha-Wellen-Situation wäre beispielsweise, wenn wir mit geschlossenen Augen in der warmen Badewanne liegen.
C: *Theta-Wellen (3,5 – 7 Hz).* Zum großen Teil (aber nicht immer!) auch mit hohem Ausschlag. Sie treten vermehrt bei Schläfrigkeit und – in niederer Amplitude, also

niederem Ausschlag – in REM-Schlafphasen auf, können aber auch im Wachzustand in Erscheinung treten. Vor allem Theta-Rhythmen niederer Amplitude in den vorderen Hirnarealen können je nach Ort und Amplitude auch Aufmerksamkeitszuwendung signalisieren. Jüngere Untersuchungen lassen vermuten, dass Theta-Wellen, die aus dem Hippocampus kommen, auch der elektrische Ausdruck des räumlichen Vorstellungsvermögens sein könnten.
D: *Schlafspindeln (8 – 15 Hz)*, im linken und rechten Abschnitt gemischt mit ersten *Delta-Wellen (0,5 – 3,5 Hz)*. Diese niederfrequenten Wellen zeichnen sich auch dadurch aus, dass ihr Ausschlag (ihre Amplitude) relativ hoch bzw. kräftig ist. Sie sind typisch für den Tiefschlaf. Schlafforscher haben vor kurzem eine Musik-CD entwickelt, deren Frequenzen im Infraschall-Bereich das Gehirn dazu anregen, Delta-Wellen zu produzieren. Sofern das eintritt, überfällt uns eine unwiderstehliche Müdigkeit. In einer Studie an 170 Patienten, die unter Schlaflosigkeit litten, erzielte man mit der Delta-CD ähnliche Erfolge wie mit einem pharmazeutischen Schlafmittel. Ohne jegliche Nebenwirkungen.
E: *Tiefschlaf* mit Delta-Wellen, gemischt mit stark ausschlagenden Theta-Wellen (rechts, mit ca. 4 – 5 Hz).
F: *Koma.* Delta-Wellen bis zu 1 Hz.

terweise nehmen dabei gerade die hemmenden Neuronen, die etwa zwanzig Prozent der Nervenzellen in der Hirnrinde ausmachen, eine Schlüsselrolle ein.

Zudem gilt es zu beachten, dass sich die einzelnen Wellentypen überlagern können. Einzig die Alpha-Frequenzen, die typisch sind für den entspannt-dösigen Wachzustand, treten ausgesprochen selten in Gesellschaft anderer Wellen auf. Dieses isolierte Auftreten trägt sicherlich auch zum Gefühl der angenehmen Leere bei, die wir dabei empfinden. Die Alpha-Aktivität stellt sicher, dass die beteiligten Zellverbände in einem gehemmten, aber aufnahmebereiten Zustand verbleiben. Die niederfrequenten Wellen der Komapatienten werden in der Regel auch nicht mehr von anderen, schnelleren Oszillationen überlagert. Doch ausgerechnet beim Schlaf geht wellentechnisch oft die Post ab.

Kann man Leere erschlafen?

Ob er, der sich selbst als ein »Schauspieler hinter der Maske« sah, seine gesundheitliche Schwäche nur vorspielte oder wirklich unter ihr litt – Descartes trotzte jedenfalls schon als Jugendlicher der Jesuitenschule die Erlaubnis ab, bis mittags im Bett bleiben zu dürfen. Und er blieb dabei, auch als er später als Erwachsener seine philosophischen Studien betrieb. Er liebte es, lange im Bett zu liegen und sich selbst dabei zu beobachten, wie er wegdämmerte, träumte, aufwachte, dann wieder im Halbschlaf lag, döste und seinen Gedanken nachhing. Einer dieser Gedanken war: Was macht mich eigentlich so sicher, dass mein Wachzustand das Reale und der Traum das Unreale ist? Eine durchaus naheliegende Frage für jemanden, der den überwiegenden Teil seines Lebens im Bett verbrachte. Sie führte Descartes zu der Erkenntnis, dass man an allem zweifeln kann, nur eben nicht daran, dass man selbst zweifelt. Weswegen er nicht etwa zum Nihilisten, sondern zum entschiedenen Rationalisten wurde. Ein Leben ohne Denken, also eine Gedankenleere – für Descartes war dies unvorstellbar. Und vor allem unerträglich. Weswegen er vorschlug, Kinder wie Kranke zu behandeln, die an einem Verstandesmangel leiden, den man ihnen unbedingt austreiben müsse. Der Vielschläfer Descartes wurde also nicht etwa zu einem Liebhaber der Leere, sondern zu dessen entschiedenem Gegenteil.

Ganz anders Emil Cioran. Sieben unendlich lange Jahre wollte der Schlaf einfach nicht zu ihm finden. Das Bett bedeutete für ihn nicht etwa Entspannung, Erholung oder anregende Träumereien, sondern Kampf, Krampf und rasende Gedankenfetzen – und am Ende das niederschmetternd-ekstatische Gefühl, verloren zu haben. Diese Erlebnisse führten nicht in die Spur von Descartes, der sich berufen fühlte, im Meer der sich ähnelnden Träume und Wachzustände nach letzten Gewissheiten zu suchen. Der schlaflose Cioran fühlte sich vielmehr zu gar nichts mehr berufen, und für ihn stand fest: Diese ewige Gedankenmaschine im Kopf ist kein Segen, sondern ein Verhängnis. Erst wenn sie abgestellt sei, werde das Dasein erträglich. Es werde dann vielleicht nicht unbedingt schön und wertvoll, aber man halte es wenigstens aus – und mehr könne man doch ohnehin nicht erwarten.

Es erscheint zunächst verwunderlich, dass nicht etwa der vielschlafende, sondern der schlaflose Philosoph zum Statthalter der Leere wurde. Denn schon die antiken Griechen bezeichneten den Schlaf als den kleinen Bruder des Todes, und damit sollte er wie geschaffen sein, uns die Leere zu bringen. Doch Vielschläfer Descartes und die Hirnwissenschaft belehren uns, dass der Schlaf in eine Welt eintauchen lässt, die so überzeugend wirkt, dass wir sie für Realität halten können. Das klingt nicht unbedingt nach Leere. Und die Hirnforschung bestätigt, dass im Schlaf tatsächlich sehr viel passiert.

So erleben wir zwar die langsamen Wellen im Elektroenzephalogramm (EEG), wie sie im Tiefschlaf, im Koma und bei tiefer Vollnarkose auftreten, subjektiv als Leere, doch dieses Leere-Erleben ist zumeist eine nachfolgende Interpretation der Tatsache, dass uns in diesen Zuständen völlig das Gefühl für die Zeit verloren geht. Es kommt uns so vor, als wäre die Zeit »wie nichts« verstrichen, und deshalb behaupten wir später, dass auch nichts passiert sei. Tatsächlich geschieht in diesen Phasen der Bewusstlosigkeit ziemlich viel.

In den ersten zwei bis drei Stunden unseres Nachtschlafs, die wir besonders oft als »leer« beschreiben, vollzieht sich die Übertragung der Informationen vom Hippocampus in die Langzeitspeicher des Großhirns. Die Psychologie bezeichnet diesen Vorgang als Konsolidierung der Gedächtnisinhalte. Man erkennt dies im EEG an den sehr schnellen Wellen, die vom Hippocampus ausgehen (die sogenannten »ripples«). Sie überlagern die langsamen Wellen der Bewusstlosigkeit (meist unter 3 Hz), die im Großhirn produziert werden. Was aber nicht heißen soll, dass beide gegeneinander arbeiten. Wir benötigen vielmehr die langsamen Bewusstlosigkeitswellen im Großhirn, um uns im Schlaf vor ablenkenden Reizen und Gedanken zu schützen und uns frei zu machen für die Aktivitäten des Hippocampus. Zudem wird der am Tag angesammelte Gedankenmüll in Form von Adenosinphosphat abgebaut. Das Gehirn ist also beim Schlafen ziemlich aktiv. Dass wir uns danach subjektiv erholt fühlen, hat auch mit den körperlichen Regenerationsprozessen zu tun, die im ersten Schlafabschnitt erfolgen, wie etwa die Erholung des Immunsystems.

Die Überlagerungen durch schnelle Hirnwellen fehlen im Koma und unter tiefer Anästhesie, es kommt darin also auch nicht zur vom Hippocampus gesteuerten Gedächtniskonsolidierung und assoziativen Bedeutungsbildung. Man könnte daher in diesen Fällen von »echter« – weil kompletter – Leere sprechen. Man fand zwar im Koma und beim apallischen Syndrom (Wachkoma) kleine »Inseln« der Informationsverarbeitung, doch dies meistens nur in eng begrenzten Arealen des Gehirns. An diese Vorgänge haben wir in der Regel keine Erinnerung, weil der Hippocampus sie nicht in die gewohnten Zusammenhänge zu einem sinnvollen Ganzen verbindet.

Auch bei eher gewaltsamen oder krankheitsbedingten Formen der Bewusstlosigkeit wie etwa dem Elektroschock, dem Schlag auf den Kopf oder dem Fieberkrampf wird die Leere komplett. Negative Erinnerungen, etwa an Verlusterlebnisse oder erlittene Gewalt, und die ihnen zugrunde liegenden schnellen Wellen des Hippocampus werden zumindest für einige Zeit gelöscht, es bleiben nur die langsamen Tiefschlafwellen des Großhirns. Und es bleiben natürlich auch die Risiken, die von diesen Varianten der »Leere-Erzeugung« ausgehen. Wir möchten daher dem Leser doch lieber andere Methoden empfehlen, um in die Leere einzutauchen.

Synchron und glücklich: Was Sex, Fußball und Militärparaden gemeinsam haben

So hat nämlich die Leere in Tiefschlaf, Vollnarkose, Koma und apallischem Zustand sehr viel gemeinsam mit Zuständen, in denen es weitaus weniger ruhig, ja sogar geradezu aufgeladen und hyperaktiv zugeht. Wie etwa dem epileptischen Anfall, dem ekstatischen Tanz in der Disco oder dem Orgasmus. Oder auch dem gemeinsamen Im-Takt-Brüllen, wie man es aus der Fankurve des Fußballstadions kennt, und den Gleichschritt-Märschen, die man nicht nur früher im Dritten Reich, sondern auch heute noch bei Propaganda-Veranstaltungen von Soldaten beobachten kann. Die Marschierenden sehen dabei geradezu entrückt aus, wie aus einer anderen Welt, in jedem Fall aber keineswegs unglücklich und verzweifelt, wie wir das aus westlicher Sicht gerne unterstellen. Tatsache ist: Auch wer im Gleichschritt-Marsch seines Korps aufgeht, hat sich der Welt entrückt und durchaus ein Stück Leere erreicht.

Und das liegt daran, dass bei all diesen Tätigkeiten die Hirnströme rhythmisch kooperieren. Es hat eine Synchronisation weiter Hirnareale stattgefunden: Die Nervenzellen tanzen und singen über größere Distanzen im Gleichtakt, sodass sich ihre Oszillationen übereinander lagern und verstärken, d.h. größere Amplituden ausbilden. Und je langsamer dieser Gleichtakt ist, desto mehr schwinden Wachheit und Bewusstsein. Im Koma liegt die Frequenz bei 1 bis 2 Hz, im epileptischen Anfall, Tiefschlaf und Orgasmus bei 1 bis 4 Hz. Das Brüllen und Tanzen im Gleichtakt verursacht im Gehirn eine synchronisierte und amplitudenstarke Wellenbewegung, im Rhythmus der physischen Bewegung. Das entspricht meist dem Theta-Rhythmus, was immer noch deutlich langsamer ist als die Beta-Wellen, die beim konzentrierten Denken auftreten.

Dass Orgasmus und Tanzen auf eine Stufe mit Ekstase und

Leere gestellt werden, mag für die meisten Leser noch nachvollziehbar klingen. Dass sie aber auch starke Hirn-Parallelen mit dem Gleichschritt-Wahn ausweisen, wie er beispielsweise im Faschismus auftrat, wirkt zunächst einmal schockierend. Doch bei näherer Betrachtung erschließt sich, wie zwingend logisch diese Parallelen sind.

So wissen wir nicht nur aus eigener Erfahrung, sondern auch aus Laborexperimenten, dass wir nahezu alles tun, um einen Orgasmus zu erreichen. In den Hirnen männlicher Ratten erhöht sich der Spiegel des Antriebshormons Dopamin um neunzig Prozent, wenn ein paarungsbereites Weibchen in Reichweite ist. Beim Menschen kann man getrost ähnliche Werte vermuten, wenngleich man bisher die Hormonausschüttung aus dem Hypothalamus nur indirekt (im Blut) messen konnte. Gibt man Ratten die Möglichkeit, per Selbststimulation zum Höhepunkt zu kommen, nehmen sie diese Chance so ausgiebig wahr, dass andere Handlungsalternativen, wie etwa das Fressen, völlig ausgeblendet werden. Das heißt, sie würden für ihre Orgasmen sogar verhungern. Und das alles für eine langsame Hirnsynchronisation von 1 bis 4 Hz. Die man zudem offenbar auch beim Marsch im Gleichschritt erleben kann. Nicht nur Pazifisten fragen sich beim Betrachten militärischer Paraden, wie man so etwas gut finden oder sogar daran teilnehmen kann. Die Antwort: Man findet das aus dem gleichen Grunde gut, aus dem man Orgasmen, Tänze und den Tiefschlaf gut findet. Und aus demselben Grunde, aus dem ein epileptisches Kind mit den Händen vor seinen Augen wedelt, um durch den dabei entstehenden Rhythmus von Licht und Dunkelheit einen Anfall zu erzeugen.

Es geht bei all diesen Phänomenen nämlich darum, die Hirnwellen für eine Weile so zu synchronisieren, dass sich kognitive Leere einstellt. Was sich zunächst einmal nicht mit der motivationalen »Trieb«-Ausrichtung des Gehirns deckt, das immer irgendwelche Effekte erzielen will. Denn die Leere ist nichts, was einen positiven Stimulus darstellt. Man kann sie nicht im gleichen Maße wollen, wie etwa ein Stück Schokolade oder Anerkennung durch unsere Mitmenschen. Sie würde ja geradezu ihren Status als Leere verlieren, wenn sie ein klassisches Objekt unseres Wollens sein könnte.

Aber unser Gehirn sieht das offenbar anders. Es kann Leere so erstrebenswert oder – um in der »Orgasmussprache« zu bleiben – so geil finden, dass wir alles unternehmen, um sie zu bekommen. Es muss also irgendetwas an ihr dran sein. Um dem auf die Spur zu kommen, ist es sinnvoll, sich näher mit der Architektonik des Gehirns zu beschäftigen.

Kapitel 4

Raus aus dem Defense-Modus: Die Hirnareale der Leere

Wie wir gesehen haben, entstehen die Wellenmuster des Gehirns aus dem Wechselspiel von aktiven und hemmenden Neuronen. Diese sind jedoch nicht mehr oder weniger gleichmäßig in der grauen Masse verteilt, sondern in anatomisch und funktionell unterscheidbaren Einheiten organisiert: den Hirnarealen. Einige von ihnen, wie etwa Hippocampus und Thalamus, sind entwicklungsgeschichtlich alt; andere sind jung, wie etwa unsere Großhirnrinde. Die Areale unterscheiden sich dementsprechend stark in ihren Aufgaben und Funktionen. Was nicht heißt, dass die »oberen« (kognitiven) und »unteren« (emotional-motivationalen) Hirnareale gegeneinander arbeiten. Sie ergänzen sich vielmehr und brauchen einander.

So arbeiten viele der Hirnareale im tiefer gelegenen Defense-System (Verteidigungssystem) zusammen. Es gibt Tiere, die setzen in der Gefahrenabwehr auf Körpermasse, wie etwa der Elefant, der als größter Landbewohner überhaupt kaum ein Raubtier fürchten muss. Chamäleon und Birkenspanner setzen auf Tarnung, und der Clownsfisch verschanzt sich in den Gifttentakeln der Prachtanemone.

Der Mensch jedoch ist, wie es der Philosoph Gottfried Herder ausdrückte, ein »Mängelwesen«: körperlich zu schwach, um in der Natur überleben zu können (schwache Zähne, Augen und Ohren), kein Fell und – verglichen mit nahen Verwandten wie Gorilla und Neandertaler – eine relativ kümmerliche Muskulatur. Dafür verfügt er über ein Gehirn, das zwar nur zwei Prozent seiner Gesamtkörpermasse ausmacht,

Die wichtigsten Hirnareale für das Verständnis von Leere

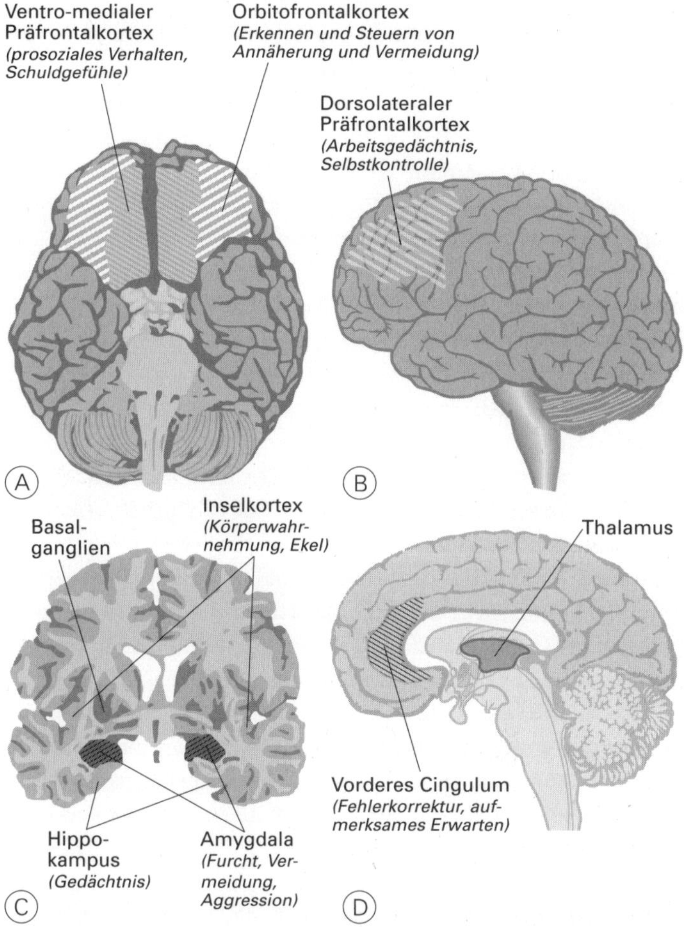

aber zwanzig Prozent des kompletten Stoffwechsels für sich beansprucht.

Mit Hilfe dieses kalorienfressenden Zwergriesen kann der Mensch seine körperlichen Mängel kompensieren. Er gestattet ihm, mehr zu lernen und dadurch Gefahren frühzeitig zu erkennen und sie mit intelligenteren Gegenmaßnahmen zu entschärfen. Mit seinem Gehirn konnte sich der Mensch in der Frühgeschichte gegen Hunger, Dürre, Kälte, Hitze, Feinde und Nahrungskonkurrenten durchsetzen, was entscheidend zu seinem Arterhalt beitrug. Heute ist das, zumindest in der industriellen Welt, nicht mehr zwingend notwendig, doch da die Evolution ja eine gewisse Zeit zum Nachbessern braucht, funktioniert unser Gehirn immer noch ähnlich wie früher, nämlich in erster Linie als Gefahrensensor, der uns sicher durchs Leben zu leiten versucht.

Der Sozialpsychologe Martin Seligman spricht in diesem Zusammenhang vom »katastrophischen Gehirn«. Was konkret bedeutet: Wir sind fast immer auf das Schlimmste gefasst. Unser Blick gilt vor allem dem, was alles schiefgehen könnte. Und nicht dem, was glatt läuft. Weswegen das Defense-System in unserem Gehirn besonders ausgeprägt ist – und besonders ausgeklügelt in seinem internen Zusammenspiel.

Eine Schlüsselrolle in diesem System spielt die Amygdala. Sie besteht aus zwei mandelförmigen Ansammlungen von Kernen (weswegen sie auch »Mandelkern« genannt wird), die in der Tiefe des menschlichen Gehirns sitzen, und zwar einer im linken und einer im rechten Schläfenlappen jeweils direkt vor dem Hippocampus. Ihre zentrale Bedeutung für das Defense--System wird deutlich, wenn sie beschädigt oder im Labor ausgeschaltet wird. Wild gefangene Vögel, die normalerweise panisch zu fliehen versuchen, werden plötzlich seelenruhig, wenn ihr Mandelkern ausfällt, und Laborratten suchen dann sogar die Nähe von sedierten Katzen, um sie neugierig zu beschnuppern.

Wissenschaftler der University of Iowa berichten im Magazin *Current Biology*[1] von einer Frau, deren Amygdala durch eine Krankheit zerstört wurde. Sie kann zwar noch Freude und Trauer empfinden, aber keine Angst mehr. Vor ihrer Krankheit hatte sie eine ausgeprägte Schlangen- und Spinnenphobie, jetzt kann sie diese Tiere sogar berühren. »Sie verspürt dabei nur noch Neugier«, erläutert Studienleiter Justin Feinstein. Wenn man mit ihr ein Spukhaus besucht oder einen Horrorfilm anschaut, zeigt sie weniger Reaktionen als die Wissenschaftler, die sie dabei begleiten. Und als man sie auffordert, ihre Erlebnisse in einem elektronischen Tagebuch festzuhalten, kommt sie diesem Wunsch freundlich nach. Nur, dass sich ihr Tagebuch später genauso spannend liest wie das Protokoll eines Philatelisten-Kongresses. Denn was bleibt von einem Tagebuch, wenn darin keine Ängste und Sorgen mehr thematisiert werden? Und damit nicht genug. Man muss auch fragen: Wie hat diese Frau bisher überhaupt überleben können? Denn ihr fehlt die notwendige Angst, um bedrohlichen Situationen aus dem Wege gehen zu können.

Wir hatten in Tübingen einen jungen Patienten, den die Mutter vorstellte, weil er sich so »widersprüchlich« verhielt. Wenn ein Auto von rechts kam, beachtete er es kaum und lief einfach auf die Straße; kam es hingegen von links, blieb er stehen und wartete. In der Schule beschwerten sich die Lehrer, dass der Junge manchmal völlig gleichgültig sei und sich im Sportunterricht wie ein Hasardeur aufführe, um dann im nächsten Moment wieder ein normal ängstliches Verhalten an den Tag zu legen. Eine Kernspin-Aufnahme seines Gehirns zeigte, dass die linke Amygdala intakt, die rechte jedoch durch eine fiebrige Infektionskrankheit zerstört war (im Unterschied zu den Großhirnhälften verlaufen die Nervenbahnen von den Sinnesorganen zur Amygdala nicht über Kreuz). Dadurch löste

---

[1] Feinstein, J. u.a., Current Biology 21, 2011

bei ihm alles, was von rechts kam, keine Angst mehr aus; die rechte Körperseite reagierte wie bei einem angstfreien Psychopathen.

Menschen mit einer überdurchschnittlich großen Amygdala zeigen indes ein stark ausgeprägtes und leicht auslösbares Defense-Verhalten. Diesen Zusammenhang hat man beispielsweise bei autistischen Kleinkindern gefunden, was sich vermutlich daraus erklärt, dass ihnen die Mitmenschen insgesamt unheimlich vorkommen und sie keine Sicherheit aus zwischenmenschlichen Bindungen ziehen können. In eine ähnliche Richtung zeigt eine Studie des University College London.[2] Hier hat man zwar keine Autisten untersucht, doch Erwachsene, die in ihrer Kindheit in unsicheren familiären Verhältnissen aufgewachsen sind: Auch sie haben eine vergrößerte Amygdala. Genauso wie die Menschen, die bei Wahlen regelmäßig ihr Kreuz bei einer wertekonservativen Partei machen. Wer sich unsicher und bedroht fühlt, will eben an dem Status quo festhalten, den er kennt und in dem er sich geborgen fühlt. Darin sind sich konservative Wähler und autistische Kinder recht ähnlich.

Wobei aus dem Zusammenhang zwischen Amygdala und politischer Einstellung kein falsches Bild von diesem Organ abgeleitet werden sollte. Denn man findet es nicht nur beim Menschen, sondern auch bei Tieren. Die Amygdala ist ein sehr archaisches Organ und funktioniert prinzipiell wie eine Alarmanlage: Innerhalb weniger Millisekunden bewertet sie die Gefahrensituation, und wenn diese als bedrohlich genug eingeschätzt wird, geht über Hypothalamus und Hypophyse an die Nebennieren der Befehl zum Ausschütten von Stresshormonen. In der Folge kommt es zur klassischen Kampf- oder Fluchtreaktion: Der Blutdruck steigt, der Puls beschleunigt

2 Moutsiana, Ch. u.a., Journal of Child Psychology and Psychiatry, online: 23 Aug 2014

sich, und die Muskelspannung nimmt zu, während Verdauung und Schmerzwahrnehmung zurückgefahren werden. Ohne dieses Reaktionsmuster wären wir bereits ausgestorben.

Doch woher weiß die Amygdala, wann sie Alarm zu schlagen hat? Dies kann über zwei Wege erfolgen: einmal schnell, grob und fehleranfällig, und einmal langsam, aber durch präzise Analyse. Ausgangspunkt ist jeweils der Thalamus, die zentrale Schaltstelle für die Nachrichten aus den Sinnesorganen. Und der kann die Signale dann auf zweierlei Weise weitergeben: direkt oder indirekt.

Die erste Alternative wird vom amerikanischen Neurowissenschaftler Joseph LeDoux treffend als »quick and dirty«[3] bezeichnet. Dabei gibt der Thalamus eine Skizze des Sinnesreizes ohne Umweg an den äußeren Amygdalakern, wo dann anhand angeborener Mechanismen und erlernten Wissens entschieden wird, ob der innere Kern informiert wird. Falls ja, werden von dort aus die konkreten Defense-Reaktionen eingeleitet. Das Ganze funktioniert, ohne dass wir darüber nachdenken müssten. Oder auch nur darüber nachdenken *könnten*. Typisch für eine »Quick-and-dirty«-Reaktion ist beispielsweise, wenn wir einen unbestimmten Schatten in der Nähe erblicken, sofort zusammenzucken und unser Puls zu rasen anfängt.

Der zweite Weg, laut LeDoux die »high road« der kognitiven Verarbeitung, ist komplizierter. Dabei geht der Reiz vom Thalamus zunächst zu Cortex und Hippocampus, wo eine Analyse der Sinneseindrücke erfolgt. In den sensorischen Arealen des Neocortex erfolgt eine differenzierte Einschätzung der Signale, sodass man beispielsweise die Trippelschritte einer Frau vom schweren Männerschritt oder eine harmlose Hummel von einer potentiell gefährlichen Biene unterscheiden kann. Oder auch erkennen kann, dass der bedrohliche Schatten in unse-

---

3 LeDoux, Joseph, »Das Netz der Gefühle. Wie Emotionen entstehen«, München 2001

rer Nähe nicht von jemand anderem, sondern von uns selbst stammt. Zusätzlich bringt der Hippocampus bewusste Erinnerungen an unangenehme oder angstauslösende Situationen mit ins Spiel. Weswegen jemand, der bereits von einer Biene gestochen wurde und allergisch darauf reagierte, anders auf ein umherfliegendes Insekt mit schwarz-gelben Farben reagiert als ein Imker.

Der Hippocampus kann unser Defense-System besänftigen, wozu auch gehört, dass er die im Blut kursierende Menge an Stresshormonen als zu hoch erkennt und Signale an den Thalamus sendet, die Produktion zu drosseln. Er kann aber auch das System wieder neu aufschaukeln. Beispielsweise, indem er uns die Information gibt, dass das anfangs unbekannte Gesicht gegenüber zu unserer Cousine gehört. Das kann einerseits beruhigend wirken, weil wir die Person nun kennen. Andererseits kann aber auch das genaue Gegenteil eintreten: Wenn nämlich im Netzwerk von Cortex, Hippocampus und Amygdala abgespeichert ist, dass wir diese Cousine nicht leiden können, kommen Defense-System und Amygdala wieder in Gang.

Ein weiteres wichtiges Hirnareal für das Defense-System ist die Insula, weil sie uns anhand vegetativer Veränderungen – wie etwa einer Steigerung von Herzschlagfrequenz und Muskelspannung – darüber informiert, in welcher Gefühlslage wir uns befinden. Bei der Schmerzwahrnehmung spielt die Insula ebenfalls mit, und zwar nicht nur beim Zahnarzt oder bei Unfällen. Ein kanadisch-amerikanisches Forscherteam untersuchte die Gehirne von Menschen mit ausgeprägter Angst vor Mathematik.[4] Das Ergebnis: Wenn sie eine Rechenaufgabe lösen mussten, feuerte bei ihnen die hintere Insula, als hätten sie sich gerade ein Bein gebrochen. Der vordere Teil, die anteriore Insula, ist hingegen ein Steuerzentrum unserer Empathie, wobei die sich nicht nur auf andere, sondern in Gestalt des Selbst-

[4] Lyons I.M. u.a., PLoS ONE 7(10), 2012

mitleids auch auf uns selbst beziehen kann. Ohne sie könnten wir nicht erkennen, ob eine Stimme – einschließlich unserer eigenen – traurig klingt oder ob uns jemand wütend oder schmerzverzerrt anstarrt. Ein Großteil der Verbindungen aus all diesen Motivationsregionen enden in verschiedenen Teilen des beim Menschen riesigen Präfrontalcortex, der ebenfalls Teil des Defense-Systems ist. Er liegt auf der Stirnseite des Gehirns und besteht aus zahlreichen Regionen und Strukturen, die unterschiedlichen exekutiven Funktionen dienen. Sie koordinieren die im hinteren Teil des Gehirns ankommenden Informationen mit den bereits gespeicherten Daten aus der Vergangenheit, sodass ein geordneter Verhaltensstrom entsteht, der uns – im Hinblick auf die Ziele und Erwartungen des Organismus – zielsicher zu Belohnungen führt oder an Bestrafungen vorbeileitet. Das Arbeitsgedächtnis, das alles Erlebte für kurze Zeit »am Leben« hält, und die Selbstkontrolle sind Teil dieser exekutiven präfrontalen Funktionen und damit auch Voraussetzung dafür, dass wir Leere in uns schaffen können. Zumindest zur willentlichen Auslösung und Einleitung von Gedankenleere brauchen wir die Selbstkontrollleistung der Präfrontalregionen, erst im Leere-Erleben wird dann der Frontalcortex von den übrigen Steuerregionen des Gehirns »getrennt«. Ohne den Frontalcortex würde uns Leere unkontrolliert und überfallartig heimsuchen.

Der Gyrus cinguli hingegen ist beteiligt an der Einspeicherung von negativen Gedächtnisinhalten, er ist der negative Stichwortgeber für den Hippocampus. Wenn wir etwas tun und sich dann herausstellt, dass es nicht den Erwartungen entspricht, unterbricht der Gyrus cinguli die Handlungskette, um eine neue Aktion aufbauen zu können. Bei hyperaktiven Menschen funktioniert dieser Mechanismus weniger gut. Sie halten daher oft an Handlungen fest, auch wenn sie mehr schaden als nutzen – und die Menschen in ihrer Umwelt auf die Palme bringen.

All die genannten Regionen benötigen ein System, das sie aufweckt und wach »bei der Arbeit« hält. Dies besorgt das aufsteigende retikuläre Aktivierungssystem (ARAS). Es ist strukturell schwer zu fassen und zieht sich als »Zellensäule« über die zentralen Teile des Mittelhirns bis hinauf zum Thalamus, mit dem es eng kooperiert. Wir haben schon vom Thalamus als »Tor zum Bewusstsein« gesprochen, das nur starke oder wichtige Informationen durchlässt. Die Feuerrate des ARAS bestimmt nun, wie weit dieses Tor geöffnet ist. Starke Reize bewirken augenblicklich eine Beschleunigung der Frequenz – und wir werden hellwach. Zusammen mit dem Thalamus steuert das ARAS unsere Wachheit, wobei man sich diesen Vorgang nicht als »reine« Aktivierung vorstellen darf, wie wenn man eine Lampe anknipst.

Der retikuläre Thalamus beherbergt nämlich in erster Linie hemmende Neuronen, die ihre langsamen Wellenmuster nach oben weiterreichen, sodass unser wacher Cortex ruhig und entspannt im Alpha-Rhythmus schwingt. Kommt nun beispielsweise von außen ein als bedeutsam empfundener akustischer Reiz, lassen Thalamus und ARAS ihn »nach oben« durch, zum Hörzentrum des Cortex. Damit wir diesen Reiz aber bewusst wahrnehmen können, lässt der Thalamus die übrigen Cortex-Areale weiterhin auf Alpha schwingen, denn sonst würden sie im wahrsten Sinne »hineinfunken« und ein Störrauschen fabrizieren, das die Wahrnehmung des akustischen Signals erschweren oder sogar unmöglich machen würde. Man könnte auch sagen: Der Thalamus sorgt dafür, dass unser Gehirn nicht im Multitasking absäuft.

Man kann sich leicht vorstellen, dass diesem Mechanismus eine große Rolle beim Erzeugen von Leere zukommt. Denn wenn der Thalamus »zumacht« und kaum etwas nach oben zum Cortex durchlässt, wird es dort ruhig. Doch das geschieht heute nur noch sehr selten. In vorgeschichtlichen Zeiten hatte der Mensch immer wieder Phasen, in denen er abschalten konnte. Beispielsweise, wenn er hinter einem Busch auf seine Beute wartete, dreißig Kilometer zur nächsten Wasserstelle marschierte oder abends ins Lagerfeuer starrte. In den Gehirnen dürften dann ziemlich viele Alpha-Wellen unterwegs gewesen sein. Doch solche Phasen gibt es im industriellen Zeitalter kaum noch. Egal, ob bei der Arbeit oder in der Freizeit, es passiert immer irgendetwas von Bedeutung. Sei es, dass das Smartphone eine eingegangene Nachricht ankündigt, der Fernseher flimmert, man einem Sonderangebot im Kaufhaus hinterherjagt oder mit Arbeitskollegen über den Chef lästert. Alles ist bedeutungsvoll genug, dass der Thalamus seine Schleusen öffnet und das retikuläre Aktivierungssystem Erregungen nach oben zum Cortex schickt, wo dann die hochfrequenten Wellenmuster die Oberhand gewinnen. Zudem spielen bei Alltagsreizen oft Ängste mit – und damit auch die Amygdala. Die Zeiten sind zwar vorbei, in denen wir uns vor Säbelzahntigern, Blitzschlägen, giftigen Beeren und infizierten Wunden fürchten mussten. Doch dafür setzen uns jetzt andere Ängste zu: dass wir das Smartphone verlieren, das Sonderangebot verpassen, vom Chef gekündigt werden oder bei einer Mathe-Aufgabe versagen. All das sorgt dafür, dass unser Defense-System im Dauereinsatz ist. Und das, obwohl es eigentlich von der Evolution als Überlebensstrategie in Ausnahmefällen konzipiert wurde. Dies könnte erklären, warum wir eine solch tiefe Sehnsucht nach Leere und Abschalten verspüren.

Dass wir uns andererseits auch oft vor diesem Zustand fürchten, liegt daran, dass er eine Zäsur darstellt und das schmerzhafte Ende unseres gewohnten Lebens bedeuten kann, weshalb in unserem katastrophischen Gehirn das Defense-System angeworfen wird. Nicht umsonst sträuben sich viele Kinder vor dem Einschlafen, weil sie dadurch aus dem Fluss der sinnlich wahrnehmbaren Welt herausgerissen werden. Dass wir uns aber auch nach Leere sehnen, hat damit zu tun, dass in ihr das Defense-System, das ja als Alarmsystem für den Notfall konzipiert ist, zur Ruhe kommen kann. Kein Lebewesen liebt es, permanent im Ausnahmezustand zu sein! Dies könnte unser starkes Bedürfnis nach Leere erklären – und es könnte auch erklären, warum wir es gerade heute, wo ständige Ausnahmezustände erzeugt werden, besonders stark empfinden.

Wohlgemerkt »könnte«, wir haben bewusst den Konjunktiv gewählt. Denn aus hirnphysiologischer Sicht müsste sich im Zustand der Leere – vorausgesetzt, dass sie wirklich das Defense-System dämpft – auch eine verstärkte Aktivität im Belohnungszentrum zeigen, da beide in einem antagonistisch-hemmenden Verhältnis zueinander stehen. Das Belohnungssystem besteht aus einer Reihe von Arealen und Nervenverbindungen, wie etwa dem Nucleus accumbens im unteren Vorderhirn und den Basalganglien in der Tiefe des Hirns; Hauptakteur in diesem System ist der Botenstoff Dopamin. Dieses Netzwerk treibt uns an, es steuert den Bewegungstrieb. Eine Belohnung verstärkt hier die Verbindungen zwischen den Bewegungsarealen (»Ich mache dies und das …«) und den Arealen für die erhofften Konsequenzen (»… um dies und das zu bekommen«), und Dopamin bildet den Kitt für diese Verbindungen.

Doch bis heute wissen wir nicht, ob dieses System bei Leere besonders aktiv ist. Was wir allerdings wissen: Wir können auch dann noch etwas Positives (eine Belohnung) empfinden, wenn kein Dopamin mehr da ist. Dopaminmangel führt nur dazu, dass wir nicht mehr in Aktion treten können, um uns den positiven Stimulus zu besorgen. Wir können noch glücklich *sein*, aber eben nichts mehr tun, um glücklich zu *werden*. Es wäre dann eben kein mit Aktivität verbundenes, sondern ein kontemplatives, rein anschauendes Glück. Weswegen sich bei komplett bewegungsunfähigen Locked-in- und bei Parkinson-Patienten sehr wohl ein funktionstüchtiges Belohnungssystem findet, wie wir später sehen werden.

Darüber hinaus berichten viele Menschen, dass sie vom Zustand der Leere in irgendeiner Weise profitiert hätten. Beispielsweise, dass sie sich danach »wie aufgetankt« fühlten, andere sprechen von kreativen Impulsen und neuen Sichtweisen, die sie daraus gezogen hätten. Es gibt auch Studien, beispielsweise zur Meditation, die in eine ähnliche Richtung weisen. Die Ergebnisse sind freilich mit Vorsicht zu betrachten, insofern oft nicht klar ist, ob Meditation kreativ macht oder kreative Leute besonders gerne meditieren. Aber allein die Tatsache, dass im Zusammenhang mit Leere von positiven Effekten die Rede ist, kann natürlich in unserem Belohnungszentrum stärkere Aktivitäten auslösen und dafür sorgen, dass wir Leere als etwas Erstrebenswertes betrachten, dass wir also eine positive Leere erschaffen.

Bleibt die Frage, wie wir in diesen Zustand kommen. Als »natürlicher Feind« der Leere muss vor allem das Defense-System heruntergefahren werden, weil es Aufmerksamkeit und Bedeutung erzeugt. Dies kann, wie wir gesehen haben, an mehreren Stellschrauben des Gehirns geschehen. Und das bedeutet wiederum: Wir können uns der Leere auf sehr unterschiedliche Weise nähern.

Kapitel 5

Default Mode Network: Das Gehirn auf Autopilot

Es war warm im Sommer 1928, als der englische Mikrobiologe Alexander Fleming eine Bakterienkultur auf dem Tisch vergaß. Am nächsten Morgen hatte sich bereits ein Schimmelpilz in der Petrischale breitgemacht. Fleming wollte sie schon entsorgen, doch dann entdeckte er, dass sich in der direkten Umgebung des Pilzes keine Bakterien vermehrt hatten. Es war die Geburtsstunde des Penicillins – denn das war der Schimmelpilz-Stoff, der den Bakterien das Leben schwergemacht hatte.

Als etwa siebzig Jahre später die Firma Pfizer erstmals ihren Wirkstoff Sildenafil an männlichen Patienten testete, war man zunächst ähnlich enttäuscht wie Fleming, als er seine verpilzte Schale entdeckte, denn das Mittel zeigte nur wenig von der erhofften Wirkung gegen Angina pectoris. Doch als man die Patienten aufforderte, ihre restlichen Sildenafil-Tabletten zurückzugeben, weigerten sie sich. Schließlich hatten sie durch das Medikament ihre Potenzprobleme in den Griff bekommen. Pfizer beschloss, aus dieser Neben- eine Hauptwirkung zu machen: Es war die Geburtsstunde von Viagra.

Zufälle spielen in der Geschichte der Wissenschaft eine nicht zu unterschätzende Rolle. So auch Mitte der 1990er Jahre, als Marcus Raichle mit seinen Kollegen an der Washington University in St. Louis wieder mal ein paar Testpersonen in einen PET-Scanner legte. Das war damals unter Hirnforschern ziemlich angesagt, weil man mit Hilfe der Positronen-Emissions-Tomographie (PET) besser als per EEG messen kann, wo genau unter der Schädeldecke die meisten Aktivitäten stattfinden. Bei diesem Verfahren werden mehrere Schichtbilder des Gehirns erstellt, so wie bei einer Zwiebel, wenn man sie nicht würfelt, sondern in Scheiben schneidet. Der eigentliche Clou ist jedoch, dass den Patienten zuvor eine radioaktive Lösung gespritzt wird. Die sammelt sich dann genau dort an, wo im Gehirn besonders fleißig verstoffwechselt wird, was ein starker Hinweis auf neuronale Aktivitäten ist. Und genau diese Veränderungen werden schließlich auf einem Monitor dargestellt.

Raichle und sein Team unternahmen gerade einen ziemlich unspektakulären Versuch, der eher dazu diente, das Gerät zu testen als das Gehirn des Probanden. Der lag während des Experiments in der Scan-Röhre und sollte mit den Augen immer wieder einem Punkt folgen, der auf einem Monitor umherwanderte. Zwischen den Verfolgungsjagden sollte er nur daliegen und sich entspannen – bis dann wieder der Punkt auf dem Bildschirm umherzuspringen begann. Ein einfacher Aufmerksamkeits- und Konzentrationstest, weiter nichts. Das größte Problem sollte eigentlich nur darin bestehen, zwischen den Jagdaktionen der Augäpfel nicht einzuschlafen.

Doch genau das Problem stellte sich überhaupt nicht. Im Gegenteil. Denn als sich Raichle die Fotos der Probandenhirne ansah, entdeckte er zwar erwartungsgemäß, dass die Neuronen während der Verfolgungsjagden im Frontalcortex und frontalen Augenfeld fleißig feuerten. Doch was er nicht erwartet hatte: Wenn der Bildschirm schwarz blieb, schalteten die Gehirne der Probanden nicht einfach herunter. Im frontalen Augenfeld ging der Stoffwechsel zwar in den Keller, in anderen Bereichen hingegen wanderte er dafür kräftig nach oben. Das Gehirn arbeitete also noch ähnlich intensiv wie zuvor, nur eben auf andere Weise, in anderen Arealen. Und das, obwohl nur noch sehr wenige Reize von der Umwelt – wie etwa das gleichmäßige Rauschen der Scanner-Maschinerie – zu verarbeiten waren. Was war geschehen?

Die Analyse der Fotos ergab, dass vor allem vier Hirnareale während der Ruhephasen synchron feuerten und verstärkt aktiv wurden:

- der hintere Teil des Gyrus cinguli, der an der assoziativen Verknüpfung von Erinnerungen und Gefühlen beteiligt ist,
- der hintere Parietallappen (Scheitellappen), in dem die visuellen Sinneseindrücke zu einem großen Ganzen verknüpft werden,
- der Hippocampus als zentrale Konsolidierungsstelle des visuellen Gedächtnisses und
- der mediale präfrontale Cortex, der für Entscheidungen und die Bewertung von Wahrscheinlichkeiten zuständig ist.

Dieser eher dem Zufall entsprungene Befund stachelte Raichles Neugierde an. Er durchforstete das bereits vorliegende Studienmaterial und erkannte, dass seine Probanden im Ruhe-Modus nicht etwa eine abnorme Hirnaktivität entfalteten, sondern andere Wissenschaftler bereits Ähnliches entdeckt hatten. »Sie schenkten ihm nur keine Beachtung«, so Raichle, »weil die Beschäftigung mit beschäftigungslosem Gehirn damals nicht auf der wissenschaftlichen Agenda stand«. Mittlerweile ist seine Entdeckung etabliert und hat einen Namen: Default Mode Network (DMN), was man am besten mit »Grundzustand« oder »Voreinstellung« übersetzen kann. Raichle beschreibt es als »einen organisierten, geordneten Leerlaufmodus, der seine Aktivität während des zielorientierten Verhaltens herunterfährt«[1]. Was im Umkehrschluss bedeutet, dass unser Gehirn nicht einfach herunterschaltet, wenn wir unsere Gedanken

---

1 Raichle, M. u.a., Proc Natl Acad Sci USA 98(2); 2001

schweifen lassen. Nur das zielorientierte Verhalten wird gebremst, während andere Areale sogar hochgefahren werden. Der Hirnstoffwechsel im Default-Modus ist deswegen gerade mal fünf Prozent geringer, als wenn wir konzentriert etwas beobachten oder eine Mathe-Aufgabe lösen.

Aus der Verteilung der Hirnaktivitäten im Default-Netzwerk kann man auf eine entsprechende Leistungsbereitschaft des Gehirns schließen, und die oben genannten, besonders aktiven Areale lassen erahnen, dass es um eine Art gedankliches Durchspielen von bestimmten Aufgaben geht. Da wird aus den Erinnerungen und Sinneseindrücken geschöpft und fleißig assoziiert, da werden Entscheidungen vorweggenommen und im Hinblick auf ihren zukünftigen Einfluss und ihre Bedeutung für die Lösung des Problems abgeklopft. In Raichles Versuch geschah das vermutlich im Hinblick auf den Punkt, den die Probanden auf dem Monitor verfolgen sollten. Es hätte aber auch irgendetwas anderes sein können, wie etwa das akustische Wiedererkennen von Wortsilben. Das Prinzip bleibt gleich: Das Gehirn begibt sich – angeregt durch Aufgaben, die in unmittelbarer Zukunft anstehen – in einen Standby-Modus, der es ihm erlaubt, ohne größeres Warm-up sofort wieder anzuspringen, wenn sich die Aufgabe erneut stellt. Denn das spart Zeit und Energie.

Was passiert jedoch, wenn die Aufgabe wechselt? Was hätten Raichles Probanden gemacht, wenn ihnen nach der Default-Phase nicht etwa eine optische, sondern eine akustische Aufgabe gestellt worden wäre? Die schlichte Antwort lautet: Sie hätten Probleme bekommen. Aus anderen Untersuchungen weiß man mittlerweile, dass dann genau das Gegenteil von Zeit- und Energieersparnis auftritt und das Gehirn jede Menge Neuronenimpulse braucht, um sich auf die neue Situation einzustellen. Es kann schließlich sogar zur Ausschüttung von Stresshormonen kommen. Das ist keine Katastrophe, zeigt aber, dass unser Gehirn keine »Kaltstarts« mag und sich lieber auf einen bestimmten Modus einschwingt, der ihm erlaubt, Aufgaben mit höchster Effizienz zu lösen.

Dies bedeutet für unseren Alltag, dass wir bei einer konzentrierten Tätigkeit nicht den Faden verlieren, wenn wir sie zwischendurch unterbrechen und nichts tun. Weitaus schwerer wiegt da schon, wenn wir sie für eine andere konzentrierte Tätigkeit unterbrechen, wie etwa das Checken unserer Nachrichten auf dem Smartphone. Für den Arbeitsablauf ist es also günstiger, wenn wir ihn mit echten Pausen unterbrechen, beispielsweise für eine halbe Stunde spazieren gehen oder für ein paar Minuten aus dem Fenster schauen.

Von der Leere sind wir jedoch bei Raichles Default-Mode noch ein Stück entfernt. Man kann ihn eher mit dem Offline-Modus eines Computers vergleichen, dem man den Zugang zum WLAN gekappt hat und der in der Zwischenzeit seine Festplatte defragmentiert. Er öffnet dann zwar keine neuen Web-Sites mehr, aber dafür schafft er Ordnung in seinem Datenreich, um für kommende Aufgaben besser gerüstet zu sein. Die Studien Raichles zeigen, dass der Weg zur Leere kein Automatismus ist und die Gedankenpumpe nicht einfach abschaltet, wenn wir ihr von außen den »Saft« abdrehen und die Stimulation herunterfahren. Aber man muss natürlich sehen, dass der amerikanische Forscher seine Probanden im Rahmen einer konzentrierten Tätigkeit pausieren ließ. Sie rechneten damit, gleich wieder zur Tat schreiten zu müssen. Doch was macht das Gehirn, wenn es nicht damit rechnet und ohne Aufgabe und Perspektive für sich bleibt?

Mehr Aufmerksamkeit fürs Wichtige

Dieser Frage ging die Neuropsychologin Kalina Christoff von der University of British Columbia nach.[2] Ihre Probanden bekamen einfach nur folgende Instruktion: »Machen Sie es sich bequem, tun Sie nichts, aber bleiben Sie wach.« Das heißt, sie sollten sich einfach ihren Tagträumereien hingeben. Ohne Ziel, ohne Absicht, ohne den Druck, irgendetwas lösen oder tun zu müssen. Und dann wurden sie in die Röhre eines Magnetresonanztomographen geschoben, der die Durchblutungsveränderungen in ihrem Gehirn aufzeichnete.

Bei dem Experiment zeigte sich abermals, dass die von Raichle genannten Hirnareale ihre Aktivität hochfuhren, was sich an einer verstärkten Durchblutung in diesen Bereichen ablesen ließ. Aber das war nicht alles. Das Forscherteam um Christoff entdeckte, dass beim perspektivlosen Nichtstun auch die sogenannten exekutiven Hirnregionen aktiv werden, die sich vor allem im präfrontalen Cortex auf der Stirnseite befinden. Im Zusammenhang mit diesem Netzwerk nennen Hirnforscher eher Vorgänge wie das Setzen von Zielen und Prioritäten, die bewusste Aufmerksamkeitssteuerung sowie das zielgerichtete Initiieren und Koordinieren von Handlungen. Das klingt erst recht nicht nach Leere. Interessanterweise wird aber dieser Bereich, wie Christoff ermittelt hat, beim Tagträumen vor allem dann aktiv, wenn wir uns gar nicht bewusst sind, dass wir gerade unsere Gedanken wandern lassen. Was ein deutlicher Hinweis dafür ist, dass es bei den präfrontalen Aktivitäten weniger um konkrete Einzelziele als um übergeordnete Fragen geht. »Wenn wir tagträumen«, so die amerikanische Neuropsychologin, »erreichen wir vielleicht nicht unser unmittelbares Ziel, also etwa der Handlung eines Buches oder einem Vortrag zu

---

[2] Christoff, K. u.a., PNAS 106; 2009

folgen. Doch womöglich nutzen wir diese Zeit, um bedeutsameren Fragen in unserem Leben nachzugehen.«

Bestätigt wird diese Einschätzung durch die Befunde von anderen Wissenschaftlern. So verglichen Christoffs Kollegen Randy Buckner und Daniel Carroll von der Harvard University die Hirnaktivitäten im Default-Modus mit den Aktivitäten, die man in Studien zu sonstigen Wachzuständen des Gehirns gefunden hat.[3] Ihr Befund: »Weite Teile des Default-Netzwerks sind identisch mit jenen Hirnzentren, die bei allen Arten von Selbstprojektion als besonders aktiv identifiziert wurden.« Selbstprojektion heißt, dass wir vergangene Ereignisse ins Gedächtnis rufen und bewerten oder uns zukünftige Ereignisse ausmalen und auf ihre Chancen abklopfen. Es heißt aber auch, dass wir uns in andere Menschen hineinversetzen oder uns selbst von außen betrachten. Dazu gehört beispielsweise, dass wir uns in die Rolle unseres Partners hineinversetzen, dem wir eröffnen wollen, dass wir ihn für jemand anderen verlassen werden. Autisten etwa können so etwas nicht; es ist deshalb kein Wunder, dass man bei ihnen keine konsistenten Default-Muster gefunden hat.

Auch der Neurologe Leonhard Schilbach vom Münchner Max-Planck-Institut für Psychiatrie fand Hinweise darauf, dass beim Tagträumen »selbstreferenzielle Gedanken« gewälzt werden.[4] Demnach zeigen sich im Gehirn eines Probanden, den man um eine Selbsteinschätzung gebeten hat, ähnliche Aktivitätsmuster wie bei jemandem, der einfach nur dasitzen und an nichts Besonderes denken soll. Der australische Neurowissenschaftler Ben Harrison hingegen fand typische Default-Muster im Hirnscan, wenn er seine Probanden aufforderte, sich in das Schicksal anderer Menschen hineinzuversetzen und sich da-

---

[3] Buckner, R.L. u.a., Annals of the New York Academy of Sciences 1124; 2008

[4] Schilbach, L. u.a., Consciousness and Cognition 17; 2008

rüber Gedanken zu machen, wie man sie aus ihrer Notlage befreien könnte.[5] Altruismus und Empathie sowie das Default-Network scheinen also auf gleicher Wellenlänge zu »funken«.

Jedenfalls scheint es beim Tagträumen vor allem darum zu gehen, die Perspektive zu wechseln und sich vorzustellen, was andere über uns denken und was wir tun und empfinden würden, wenn wir jemand anders wären. Unser Ego ist kein Subjekt des Handelns mehr, sondern das Objekt einer Betrachtung. Man könnte da durchaus von einer »Teil-Leere« sprechen, da wir das reaktive, auf ein konkretes Problem oder eine konkrete Sinnesempfindung gerichtete Denken hinter uns gelassen haben. Hirnphysiologisch überprüfen lässt sich diese These allerdings nicht. Denn wir könnten zwar den Tagträumer fragen, was in ihm vorgeht, doch um antworten zu können, müsste er ja in einen konzentriert-reaktiven Zustand wechseln, der direkte Kontakt zum Default-Netzwerk wäre unterbrochen. Er hätte dann allenfalls noch auf Kohärenz und Logik getrimmte Erinnerungen an das, was er getagträumt hat – und die müssen beileibe nicht dem entsprechen, was tatsächlich im Default-Modus abgelaufen ist.

Im Alltag sind Tagträume eher eine Last

Außerdem können wir nicht unbedingt davon ausgehen, dass uns das Abtauchen in den Autopilot-Modus automatisch glücklich macht. Das mag zwar der Fall sein, wenn wir geistesabwesend aus dem Fenster eines fahrenden Zuges schauen oder in der MRT-Röhre auf das Summen der Geräte lauschen und der Alltag weit hinter uns liegt. Doch wenn wir uns in-

[5] Harrison, B.J. u.a., PNAS 105(28); 2008

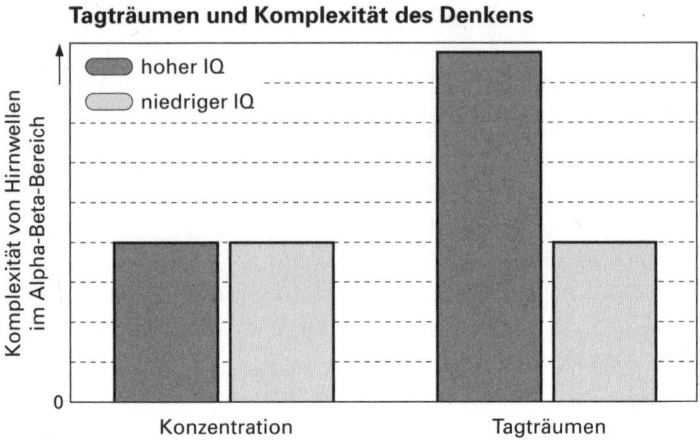

Tagträumen, Intelligenz und Leere

Die Abbildung zeigt die Komplexität (Unvorhersagbarkeit) der Hirnaktivität bei sehr intelligenten und weniger intelligenten Menschen, denen zwei unterschiedliche Aufgaben gestellt wurden[6]: Einmal sollten sie vor sich hin denken, also tagträumen; das andere Mal mussten sie sich voll konzentrieren, um bestimmte Buchstaben in einer schnell dargebotenen Reihe von Buchstaben zu erkennen.

Man sieht, dass die Komplexität von elektrischen Hirnvorgängen bei sehr intelligenten Menschen in Ruhe und beim Tagträumen höher ist als bei weniger intelligenten. Die Komplexität wurde mit mathematischen Algorithmen aus der nicht-linearen Dynamik (besser bekannt als »Chaostheorie«) berechnet. Dabei berechnet man, wie oft sich ein bestimmtes Hirnwellenmuster während einer Aufgabe wiederholt, also entsprechend vorhersagbar ist. Hohe Komplexität bedeutet niedrige Vorhersagbarkeit der Hirnwellen.

Beim Tagträumen (engl. »mind wandering«) gleiten die Gedanken von der Aufgabe oder einem äußeren Reiz weg und wandern ziellos zwischen persönlichen Erinnerungen, Absichten und Vorstellungen hin und her. Unsere Studie zeigt, dass dieser Vorgang bei intelligenteren Menschen sehr viel variabler und schwerer vorhersagbar abläuft.

Generell allerdings korreliert Tagträumen mit mangelhaften kognitiven Leistungen, vor allem bei komplexen und länger andauernden Aufgaben, weil sich der Fokus

[6] Quelle: Niels Birbaumer

von ihnen fortbewegt, um sich leichter zugänglichen Erinnerungen zu widmen. Bei weniger intelligenten Menschen geschieht das schneller und öfter, und sie bleiben auch länger in der Welt ihrer Tagträumereien.

Tagträumen und Leere (sowohl auf Hirnebene als auch auf psychisch-kognitiver Ebene) sind wenig oder gar nicht vereinbar. Denn echte Leere benötigt gerade das Abrücken von persönlichen Erinnerungen und Problemen. Dies werden wir noch genauer in Kapitel 10 sehen, bei den »Krankheiten der Leere«. Wie etwa bei der Depression, die durch das ständige Wiederholen negativer Gedanken gekennzeichnet ist, und der ADS-Störung, bei der die Betroffenen sich fortwährend durch aufgabenfremde Reize vom Lösen einer Aufgabe ablenken lassen.

mitten des Alltagsgeschehens aufhalten, kann das Tagträumen auch sehr negativ erlebt werden.

Ein Forscherteam der Harvard University rekrutierte knapp 2300 männliche und weibliche Probanden, die man während des Experiments ihren Alltagsgeschäften nachgehen ließ.[7] Allerdings funkte man sie immer wieder auf ihren Smartphones an, auf deren Displays sie dann markieren sollten, was sie gerade taten und wie glücklich oder unglücklich sie sich dabei fühlten. Auf diese Weise konnte man insgesamt 250.000 Momentaufnahmen inklusive spontaner Bewertungen aus dem Leben der Testpersonen sammeln.

Es zeigte sich, dass die Probanden 47 Prozent ihres Wachlebens mit Tagträumereien verbrachten. Egal, ob sie das Geschirr abwuschen, die nasse Wäsche aufhängten, zur Arbeit fuhren oder im Internet surften – immer wieder schweiften sie in Gedanken ab. In knapp einem Drittel der Zeit war ihr Gehirn mit etwas anderem beschäftigt als dem, was gerade gefordert war.

[7] Killingsworth, M. u.a., Science 330(11); 2010

Unser Leben bestehe offenbar zu einem großen Teil aus Nicht-Präsenz, resümiert Studienleiter Matthew Killingsworth.

Das klingt mehr nach bedrückender Entfremdung als nach glückseliger Entrückung. Und tatsächlich drücken die Gedankeneskapaden auf die Lebensqualität. In der Studie zeigte sich: Wer besonders oft mit seinen Gedanken abschweifte, fühlte sich deutlich unglücklicher als jemand, dem das nur selten widerfuhr. Das Abdriften in Tagträumereien wurde als genauso unbefriedigend erlebt wie das Abarbeiten von Aufgaben in einem monotonen Job oder das ziellose Surfen im Internet.

Die Unzufriedenheit mit dem Tagträumen gründet einerseits darin, dass es uns vom Arbeiten abhält und uns beim Erreichen unserer Ziele hindert. Wenn man seinen Gedanken nachhängt, anstatt fürs Examen zu büffeln, sorgt das für Frust, weil man ja nicht das macht, was man sich eigentlich vorgenommen hat, und dadurch den Prüfungserfolg gefährdet. Hier wird dann das Tagträumen nicht als erholsame Pause vom anstrengenden Alltag erlebt, sondern als Unruheherd oder als – wie es die Zen-Buddhisten auszudrücken pflegen – »Heuschreckengeist«, der unser Denken auf Zickzackkurs bringt und uns am effektiven Erledigen unserer Alltagsgeschäfte hindert.

Tagträumen kann uns aber auch direkt unglücklich machen, weil wir dabei oft »selbstreferenziell« zu Werke gehen. Und wer nicht in sich selbst ruht und sich stattdessen den Kopf darüber zermartert, wie er bei seinen Mitmenschen dasteht, ob er von ihnen eher akzeptiert oder ignoriert, geliebt oder verachtet wird, erlebt mehr soziale Unsicherheit – und Unsicherheit trägt bekanntlich nicht gerade zum Lebensglück bei.

In jedem Fall bringt es offenbar Nachteile, wenn man im Alltag immer wieder abschaltet und seine Gedanken schweifen lässt. Und die dabei kurzzeitig eintretende Leere in einzelnen Teilen des Gehirns ist auch nur marginal, weil die Gedankenpumpe nicht zur Ruhe kommt und sich möglicherweise noch mehr von außen beeindrucken lässt als sonst. Wer in Richtung

Leere weiterkommen will, muss mehr wagen, als sich nur für eine Weile aus dem Alltag auszuklinken und seinen Tagträumereien nachzuhängen.

Kapitel 6

Sinnlos glücklich: Was mit uns geschieht, wenn nichts passiert

Die Augen gehen auf, und ich sehe: nichts. Absolute Dunkelheit. Reflexartig spitze ich die Ohren, und auch hier: nichts. Absolute Stille, ich höre nur meinen Atem. Gleichzeitig bewege ich die Hände, ertaste meine Umgebung, und hier ist das Ergebnis ganz anders: Rundum ist etwas! Oben, unten, an den Seiten. Es fühlt sich an wie Holz. Mein Geruchssinn schaltet sich hinzu und vermittelt den Duft von Erde – und nun gewinnt endgültig ein furchtbarer Gedanke die Oberhand: Man hat mich lebendig begraben! Panik kommt auf, der Schweiß fließt, der Atem wird hektisch, und der Puls jagt, was natürlich in einem sauerstoffarmen Erdloch genau die falschen Reaktionen sind. Mühsam ringe ich um Fassung, doch das Entsetzen will einfach nicht weichen. Ich schreie: Hilfe! Und noch einmal: Hilfe! Gleichzeitig jagen die Gedanken durch mein Hirn: Warum ich?! Ja, ich war krank. Und bin dabei öfter in Ohnmacht gefallen. Aber der Arzt hätte doch merken müssen, dass ich noch lebe! Dann endlich die Erlösung: Ich spüre, wie ich müde werde und kaum noch einen Ton herausbekomme. Es wird ruhig. Die Sauerstoffnot fordert ihren Tribut. Ich ersticke.

Seit mindestens 50.000 Jahren begraben Menschen ihre Toten in der Erde. Ob sie sich auch schon davor fürchteten, lebendig begraben zu werden, wissen wir nicht. Aber spätestens seit dem Mittelalter, als unter dem Einfluss des Christentums die Erdbestattung zunehmend das Verbrennen des Leichnams ablöste, verbreitet sich diese Taphephobie immer mehr. Und wie alle Phobien ist auch sie weitgehend unbegründet, denn bei Ausgrabungen auf Friedhöfen hat man nur ganz selten verdrehte Skelettpositionen oder Kratzspuren an der Innenseite des Sarges gefunden, die auf verzweifelte Überlebenskämpfe unter der Erde hinweisen. Es gibt keine verlässlichen Aussagen darüber, wie oft Scheintote ins Grab heruntergelassen werden, aber eines ist sicher: Man sollte eher Angst haben, sich an seinem Toaster einen tödlichen Schlag zu holen, als davor, lebendig unter die Erde zu kommen.

Nichtsdestoweniger wurde die Taphephobie im 19. Jahrhundert zu einem verbreiteten Motiv der Weltliteratur. Edgar Allan Poe und Gottfried Keller etwa thematisierten sie in ihren Novellen und Gedichten, und für den amerikanischen Schriftsteller stand fest: »Lebendig begraben zu werden, ist ohne Zweifel die grässlichste unter den Qualen, die das Schicksal einem Sterbenden zuteilen kann.« Der dänische Dichter Hans Christian Andersen hinterlegte jeden Abend einen Zettel auf seinem Nachttisch, mit dem Hinweis: »Ich bin nur scheintot.« Und selbst der ebenso aufgeklärte wie hartgesottene Philosoph Arthur Schopenhauer verfügte testamentarisch, dass man nach seinem Tod sechs Tage lang bis zur Beerdigung warten solle.

Noch in den 1950er Jahren gab es in manchen deutschen Leichenhäusern sogenannte »Scheintod-Klingeln«, mit denen irrtümlich für tot erklärte Menschen auf sich aufmerksam machen konnten. Angloamerikanische Erfinder brachten »Sauerstoff-Särge« auf den Markt, damit man nach der Bestattung noch 72 Stunden Zeit hatte, um auf dem Grab eine kleine Signalfahne zu hissen. Es ist kein einziger Fall dokumentiert, in dem es tatsächlich dazu gekommen wäre. Dennoch ist die Taphephobie seitdem keineswegs seltener geworden. Wenn man sich abends am Lagerfeuer gegenseitig Gruselgeschichten erzählt, kann man immer noch damit rechnen, mit einem Beitrag zum Lebendig-Begrabensein eine intensive Blässe auf die Gesichter der Zuhörer zu zaubern, und das trotz aller Zombie-, Vampir- und Kettensägenfilme, die man schon gesehen hat.

Doch was wäre, wenn Sie wüssten, dass Sie in Ihrem Sarg nicht zum Tode verurteilt sind und sich darauf verlassen können, dass man Sie wieder herausholt? Was, wenn man Sie nicht nur einengt und Ihnen den visuellen und akustischen Sinn raubt, sondern Ihnen auch noch den Tastsinn und die Wahrnehmung für Ihren Körper nimmt, die Propriozeption? Unvorstellbar, sagen Sie? Vielleicht sollten Sie noch einmal überlegen. Denn in einem solchen Sarkophag der sensorischen Deprivation kann man eine Leere erleben, in der sich die Wahrnehmung der äußeren Welt und damit auch die Angst als Problem erledigt.

Floating: Von der Halluzination zur tiefen Entspannung

In den 1950er Jahren begannen sich amerikanische Neuropsychologen intensiv mit der Frage zu beschäftigen: Was macht das Gehirn, wenn es von der Informationsflut getrennt wird, die aus den Sinnesorganen zu ihm strömt? Bis dahin hatte die Vorstellung dominiert, dass diese sogenannte Sinnesdeprivation sich so auswirken würde, als wenn man einem Elektrorasenmäher den Stecker zieht: Das Gehirn schaltet in den Schlafmodus. Aber einen wirklichen Beweis hatte man dafür nicht. Diese Erkenntnislücke sollte der kanadische Psychologe Donald Hebb als Erster füllen.[1]

Zusammen mit seinem Schüler Walter Bexton suchte er an der McGill University in Montreal Teilnehmer für einen ungewöhnlichen Versuch: Man bot Studenten zwanzig Dollar – eine für damalige Verhältnisse enorme Summe – für jeden Tag, den sie mit absolutem Nichtstun verbrachten. Sie sollten

[1] Vgl. Brown R. u.a., Nature Reviews Neuroscience 4, December 2003

nur in einem Raum sitzen, der nach außen schallisoliert war, in dessen Innerem jedoch eine Klimaanlage für ein permanentes Rauschen sorgte, sodass die Probanden ihre eigenen Körpergeräusche, wie etwa Atmen, Schlucken oder Herzschlag, nicht hören konnten. Eine stark getönte Brille schottete sie auch visuell ab, und ein extrem weich gepolsterter Sitz sowie Baumwollhandschuhe und Papprollen über Händen und Armen sorgten dafür, dass auch der Tastsinn deutlich eingeschränkt war. Ansonsten aber schien das Experiment keine sonderlichen Herausforderungen bereitzuhalten: Nichtstun, und dafür viel Geld bekommen – Hebb hatte keine Probleme, genug Probanden für seinen Versuch zu rekrutieren.

Doch sie sollten ihre Bereitschaft schnell bereuen. Die meisten beendeten schon nach zwei Tagen das Experiment, und kein einziger hielt es eine ganze Woche in der »entsinnten« Welt aus. Denn die Probanden erlebten Unerträgliches. So litten sie schon bald nach dem Start des Experiments unter starker Konzentrationsschwäche, ihre Gedanken schweiften immer wieder ab, sodass sie in den zwischendurch eingestreuten kognitiven Tests geradezu erbärmlich abschnitten. Außerdem drängten sich Erinnerungen so ungestüm und ungefiltert in ihr Bewusstsein, dass sie es kaum aushielten. Viele Probanden hörten Stimmen, die es nicht gab, einige sogar Musik. Andere sahen Tapetenmuster oder ganze Szenen, in denen sie Hunden oder Babys begegneten oder von einer Gewehrkugel getroffen wurden. Die skurrilste Halluzination erlebte ein Proband, der Eichhörnchen mit Schneeschuhen an den Füßen und einem Sack über den Schultern durch den Raum stapfen sah. Er übertrumpfte damit sogar die Wahnbilder eines anderen Teilnehmers, der sich in einem Dschungel mit Urzeitmonstern wähnte.

Als die Probanden das Experiment beendeten, hatten sie große Probleme, wieder in die Welt zurückzufinden. Einige glaubten noch für mehrere Stunden, dass die Gegenstände und Menschen in ihrer Umgebung immer wieder ihre Umrisse und

Größe veränderten. Die Theorie vom abgeschalteten Gehirn schien erledigt. Man musste jetzt davon ausgehen, dass der Mensch unter Reizentzug sogar wahnsinnig wurde – natürlich auch nicht gerade ein erstrebenswerter Zustand. Für Hebb stand fest: Sofern die sensorischen Regionen im Gehirn keine Reize mehr erhalten, beschäftigen sich die dort angesiedelten Neuronen mit sich selbst, und wir fangen an zu phantasieren. Kognitiv geht es dann bergab. Also besser, man lässt es gar nicht erst dazu kommen. Der kanadische Forscher forderte deshalb, in der Kindererziehung möglichst viele Sinneseindrücke darzubieten.

Der US-amerikanische Neurophysiologe John Cunningham Lilly wollte sich mit diesem Fazit jedoch nicht zufriedengeben. Der Mediziner und Physiker war schon in seiner Studienzeit durch ungewöhnliche Experimente aufgefallen. So zog er in einer Anatomieveranstaltung den kompletten Darm aus einer Leiche, um die Länge des Verdauungsorgans besser ermitteln zu können. Als die anwesenden Studenten und Dozenten sahen, wie der junge Lilly den Darmschlauch, der bekanntlich mehr als sechs Mal so lang werden kann wie sein Besitzer, im Saal auslegte, waren sie verblüfft, aber man ließ ihn gewähren, weil man merkte, dass es ihm nicht um ein Spektakel, sondern um wissenschaftliche Korrektheit ging. Seine erste wissenschaftliche Arbeit publizierte Lilly, noch als Doktorand, zur Wirkung von bestimmten Aminosäuren. Dazu setzte er sich selbst auf eine Diät, bei der er außer zwei Aminosäuren praktisch nichts zu sich nahm, was mit Proteinen zu tun hatte. In der Folge wurde er zunehmend schwächer, am Ende fiel er immer wieder ins Delirium. Später betonte er jedoch, dass er diesen Zustand nicht als unangenehm empfunden habe.

1954 arbeitete Lilly für das National Institute for Mental Health in Maryland. Dort machte er sich an die Entwicklung eines Isolationstanks, in dem man nicht nur den Hör- und Sehsinn ausschalten, sondern auch den Tastsinn sowie die Wahrnehmung für den eigenen Körper herunterdimmen konnte.[2] Vom Aufbau her ähnelte der Tank einer Art Badewanne in einer dunklen und schalldichten Kabine. Sein Innenmaß lag bei etwa zwei Metern Länge und einem Meter fünfzig Breite, um Platzangst zu vermeiden. Der Proband lag in extrem salzhaltigem Wasser, sodass sein Körper ohne Berührung mit dem Tank in der Lösung schwebte. Das Wasser war mit knapp 35° C auf die Außentemperatur der menschlichen Haut abgestimmt, sodass der Nutzer weder Wärme noch Kälte empfand. Aufgrund der Wassertemperatur und der fehlenden Außenreize sollte das Gefühl für die eigene Körpergrenze verschwinden – ein Zustand, den Lilly als »Floating« bezeichnete. Die Wassertiefe war niedrig, zwischen 25 und 30 Zentimetern, sodass sich der Proband jederzeit aufrichten und den Schwebezustand unterbrechen konnte.

Lilly testete den Isolationstank erst einmal an sich selber. Am Anfang brannte noch seine Haut, doch dieses Problem bekam er unter Kontrolle, indem er die Salzkonzentration des Wassers so weit absenkte, dass er zwar schwebte, aber die Haut nicht mehr gereizt wurde. Psychisch hingegen bekam er keine Probleme. Weder fühlte er sich schläfrig, noch wurde er wahnsinnig. Selbst nach mehreren Stunden nicht. Stattdessen berichtete er von »enormer, aber stiller Freude«, »völlig neuen inneren Erfahrungen« und »veränderten Bewusstseinszuständen«. Ein weiteres Resümee: »Nirgendwo sonst kann man eine solch tiefe Muskelentspannung erreichen wie beim Floating.« Deshalb könne es auch eine Alternative in der Schmerzbehandlung sein, so seine Vermutung. Und damit sollte er recht behalten, das Schwimmen in der Sole bewährte sich später in der Therapie rheumatischer Schmerzen.

Doch in Bezug auf die Bewusstseinsveränderungen blieb die

---

2 Lilly, John, »The Deep Self: Consciousness Exploration in the Isolation Tank«, London 2006

Fachwelt skeptisch. Denn Lilly war eben Lilly, der bekanntermaßen gerade im psychischen Bereich das Extreme erkunden wollte und mit einer entsprechend positiven Einstellung in den Tank schlüpfte. Auch seine Mitarbeiter und Studenten, an denen er später das Floating testete, hatten sicher per se ein grundsätzliches Interesse an neuen psychischen Erfahrungen. Doch wie würde ein »Durchschnittsmensch« reagieren, wenn man ihn von seinen Sinnen abkoppelte? Würde man ihn überhaupt in den dunklen und engen Iso-Tank hineinbekommen?

Leere wird erst ohne Angst angenehm

Ähnlich wie Lilly ist auch Peter Suedfeld ein Forscher, der gerne unbequeme Wege beschreitet. Als ungarischer Flüchtling, der den Nazi-Schergen mittels gefälschter und »christianisierter« Papiere entkommen war, wurde er schon als knapp Zehnjähriger für die menschliche Fähigkeit sensibilisiert, mit extremen Situationen und traumatischen Erlebnissen klarzukommen. Ab den 1970er Jahren – er arbeitete mittlerweile als Psychologe an der University of British Columbia in Vancouver – wurde dieses Thema zu seinem Forschungsschwerpunkt. So untersuchte er beispielsweise die psychischen Belastungen und Bewältigungsmechanismen bei Antarktisforschern, Einzelhäftlingen, Bergsteigern, Generälen und Astronauten.

Von Menschen, die als Jugendliche den Holocaust überlebt hatten, wollte er wissen, wie sie mit ihren traumatischen Erfahrungen fertig geworden waren.[3] Dazu führte er Interviews und

[3] Suedfeld, Peter (Ed.), »Light from the Ashes: Social Science Careers of Young Holocaust Refugees and Survivors«, Ann Arbor: University of Michigan 2001

analysierte die bereits vorhandene wissenschaftliche Literatur zu dem Thema. Suedfelds Erkenntnis: Vielen Holocaust-Überlebenden gelang es, nach ihrer Tortur ein kreatives, erfolgreiches und erfüllendes Leben zu führen. Sie waren sozial integriert, hatten Familie und pflegten stabile und vertrauensvolle Freundschaften. »Von einem lähmenden Trauma war bei ihnen nichts zu sehen«, so der amerikanische Psychologe. Vermutlich, so seine Hypothese, hätten ihre persönlichen Eigenschaften mit ihren Holocaust-Erfahrungen dergestalt interagiert, dass sie ein Verhalten entwickelten, mit dem sie sich in ihrer neuen Umgebung gut durchsetzen konnten. So wollten sie etwa der Umwelt durch ihren beruflichen und privaten Erfolg beweisen, dass sie nicht die »Parasiten« waren, für die das Nazi-Regime sie gehalten hatte. Bei einigen der Überlebenden vermutete Suedfeld, dass ihre Nahtoderfahrung sie dazu anstachelte, der Welt ein nachhaltiges Vermächtnis zu hinterlassen. Diese Ansichten blieben freilich in der Fachwelt nicht unwidersprochen, und tatsächlich muss man einschränkend festhalten, dass Suedfeld nur die »erfolgreichen kanadischen Bewältiger« untersuchte. Jene Opfer indes, die unter dem Eindruck ihrer Holocaust-Erfahrungen depressiv oder alkoholabhängig geworden oder bereits gestorben waren, fanden in seiner Studie keine Berücksichtigung – und das waren nicht wenige.

Aber der kanadische Psychologe beschränkte sich nicht auf Interviews und die Analyse anderer Forschungsarbeiten, er führte auch eigene empirische Studien durch. So faszinierten ihn die Arbeiten Hebbs, der seine Probanden tagelang in einer Art Einzelzelle vom normalen sensorischen Alltag abkoppelte. Dessen Ergebnisse konnte Suedfeld jedoch nicht akzeptieren. Denn er fragte sich, warum Menschen mit allen möglichen Extremsituationen klarkommen konnten, aber ausgerechnet dort scheitern sollten, wo es keine sinnlichen Erfahrungen und somit auch keine konkreten Bedrohungen gab. Er beschloss deshalb, sich den Versuchsaufbau von Hebb noch einmal genau anzuschauen.

Dabei stellte er fest, dass den Probanden seines Kollegen relativ viel Angst gemacht worden war. So mussten sie vor dem Einstieg in den Tank eine Einverständniserklärung unterschreiben, die den Versuchsleiter von allen Schadensersatzforderungen freihielt, sofern etwas schiefgehen sollte. Außerdem wurden sie informiert, dass sich in dem Tank ein »panic button« befand, auf den man jederzeit drücken könne, wenn man das Experiment abbrechen wolle. Klar, dass die Probanden dadurch überhaupt erst auf die Idee kamen, dass etwas schiefgehen könnte. Und einen Einblick in den Tank, bevor man ihn betrat, bekam man auch nicht. Das Defense-System der Teilnehmer dürfte also relativ stark aktiviert gewesen sein: Sie waren in Alarmbereitschaft, aber nicht in der Stimmung, die neuen Erfahrungen der Sinnesdeprivation auf sich zukommen zu lassen.

Ganz zu schweigen davon, dass die Sinnesdeprivation bei Hebb nicht annähernd vollständig war. Denn den akustischen Sinn schaltete er, wie wir gesehen haben, nicht etwa durch Stille aus, sondern dadurch, dass mit dem konstanten Rauschen der Klimaanlage alle anderen Geräuschquellen überdeckt wurden. Und die Wahrnehmung für den eigenen Körper blieb schon allein dadurch bestehen, dass die Schwerkraft nicht aufgehoben wurde. Hebbs Probanden bekamen noch genug mit, um präsent zu haben, dass sie in einer Art Einzelzelle eingesperrt waren. Dass dies auch nicht gerade Ängste abbaut, liegt auf der Hand.

Suedfeld beschloss daher, Hebbs Experiment unter veränderten Bedingungen zu wiederholen.[4] Ähnlich wie Lilly, also mit einem abgedunkelten, schallisolierten und großräumigen Tank, in dem die Probanden wie schwerelos schweben konnten. Das Wasser hatte Hauttemperatur und roch allenfalls

[4] Suedfeld, Peter, »Restricted environmental stimulation: research and clinical applications«, New York 1980

leicht nach Salz, sodass Tast- und Geruchssinn kaum etwas zu übermitteln hatten. Man musste auch nicht befürchten, dass man seitlich wegkippen könnte, denn das Salzwasser hielt den Körper in stabiler Rückenlage. So wie man im Toten Meer problemlos auf dem Wasser schwimmen kann, ohne einen einzigen Muskel betätigen zu müssen.

Die Angst vor dem Aufenthalt in unbekanntem Terrain baute Suedfeld ab, indem er seine Probanden den Tank besichtigen ließ und sie ausführlich über alles informierte. Es gab auch keinen Panikknopf, sondern man konnte jederzeit den Tank verlassen, und nach ein bis anderthalb Stunden war das Floating ohnehin vorbei. Ganz zu schweigen davon, dass Suedfeld der Sinnesdeprivation einen wohlklingenden Namen gab: »Restricted Environmental Stimulation Therapy«, abgekürzt REST, was man bekanntlich mit Ruhe, Pause oder Erholung übersetzen kann. Die Probanden begannen also den Test mit der Gewissheit, dass ihnen eine Erholungspause bevorstand. Und nicht mit der Angst, in einer Einzelzelle eingesperrt zu werden.

Suedfelds Konzept hatte Erfolg. Gerade mal fünf Prozent seiner Testpersonen brachen das Experiment frühzeitig ab, und meistens nur, weil sie das Hautjucken zu Anfang ihres Aufenthalts in der Salzlake nicht ertragen konnten. Psychische Probleme im Sinne von Halluzinationen oder Ängsten gab es hingegen nicht. Viele Probanden mussten nach dem Ende der Floating-Session sogar überredet werden, den Tank zu verlassen, weil sie nicht aus ihrer Tiefenentspannung herausgerissen werden wollten. Eingeschlafen sind nur die wenigsten, die meisten berichteten vielmehr, sie hätten sich wach gefühlt und Spaß daran gehabt, ihrem »flow of consciousness« (Bewusstseinsstrom) zu folgen. Das erinnert schon stark an die Berichte von Lilly, nur dass die vermutlich keinem der Probanden bekannt waren.

Andere Wissenschaftler untersuchten das Wellenmuster, das ein Gehirn unter der Sinnesdeprivation im Floating-Tank produziert. Dabei zeigte sich, dass nach etwa vierzig Minuten die Beta-Wellen deutlich zurückgehen und dafür verstärkt Theta-Wellen aufkommen. Wir erinnern uns: Das sind jene langsamen Wellen, die wir beim Einschlafen produzieren und die von Forschern gerne als Twilight-Status (Zwischenzustand) des Gehirns interpretiert werden. Nur dass eben im Floating-Tank der Schlaf in der Regel ausbleibt. Unter Sinnesdeprivation konservieren wir also einen Zustand, der in der Regel als angenehm empfunden wird, aber meist auch sehr vergänglich ist. Man stelle sich vor, wie wir an einem warmen Frühlingstag in einer Hängematte liegen und entspannt in den Schlaf dämmern, nicht mehr ganz wach, aber auch noch nicht bewusstlos. Hier dürften die Theta-Wellen dominieren. Normalerweise ist uns dieser Zustand nur für einen kurzen Moment vergönnt – im Floating-Tank wird er hingegen auf mehrere Minuten gestreckt.

Suedfeld gelang es also mit Hilfe ebenso einfacher wie wirkungsvoller Maßnahmen, den Menschen ihren Aufenthalt in der sensorischen Deprivation angenehm zu gestalten. Erstens, indem er ihnen die Ängste vor dem Isolationstank nahm und dadurch die Defense-Schaltkreise in ihren Gehirnen deaktivierte. Und zweitens, indem er die Deprivation nahezu vollständig gestaltete. Er konnte damit nachweisen, dass unser Gehirn, sofern es weitgehend von seinen Sinnen abgekoppelt ist, nicht etwa verzweifelt eine Ersatzwelt produzieren muss, sondern sich durchaus adäquat auf diese Situation »einschwingen« kann.

In den 1980er und 1990er Jahren kam Suedfeld durch umfangreiche Tests außerdem zu dem Schluss, dass sich wiederholte Einheiten im Tank positiv auf das Gedächtnis, die Fähigkeit zur kreativen Problemlösung und andere kognitive Fertigkeiten auswirken.[5] Beim Brainstorming etwa wird man

---

5 Suedfeld, P. u.a., J Environmental Psych 15 (4); 1995

deutlich einfallsreicher, wenn man sein Gehirn zwischenzeitlich immer wieder von den Sinnen abkoppelt. Was Suedfeld vor allem dadurch erklärte, dass ein Gehirn durch den Verzicht auf die Führungsarbeit der Sinne besser darin wird, neue Lösungswege zu finden. Nach dem Muster: Wenn mir niemand zeigt, wo es langgeht, muss ich mir eben etwas einfallen lassen.

Als er jedoch mit Studenten testete, ob sich sein Verfahren auch positiv auf die Improvisationsfähigkeit von Jazzmusikern auswirkt, wurde er überrascht. Er hatte Musiker in zwei Gruppen aufgeteilt, von denen die eine lediglich vier Wochen lang regelmäßige Übungseinheiten absolvierte und die andere noch zusätzlich zum sinn-losen Schweben in die Isolationstanks stieg. Eigentlich hatte Suedfeld erwartet, dass Letztere besser im Improvisieren würden. Doch als er dann hochkarätigen Jazzexperten vorspielte, was seine Probanden aufgenommen hatten, fanden diese keinerlei Unterschiede im Improvisationsvermögen, die spontane Kreativität hatte sich nicht verbessert. Was man allerdings den Tank-Musikern bescheinigte: Sie hatten sich handwerklich entwickelt. Es hörte sich schlichtweg perfekter an, was sie spielten. Sie machten weniger Fehler, die Saxophonisten unter ihnen bliesen sauberer, und bei den Gitarristen schnarrte es weniger, wenn sie ihre Akkorde spielten. Vielleicht, weil sie durch die Deprivationseinheiten gelernt hatten, die Vielfalt der Reize auszublenden, und sich dadurch besser auf ihr musikalisches Agieren konzentrieren konnten. Doch letztendlich erklären konnte sich Suedfeld die handwerklichen Fortschritte seiner Tank-Musiker nicht. Die Leere bringt eben oft auch Unerklärliches hervor.

Der sechste Sinn: Fühlen, was in uns vorgeht

Die Versuche in den Floating-Tanks haben eindrucksvoll gezeigt, dass der Mensch leichter in einen für ihn angenehmen Zustand der Leere findet, wenn seine Sinne weitgehend ausgeschaltet sind, und dass man dabei vor allem die Wahrnehmung für Ausdehnung, Lage und Bewegungen des Körpers im Blick haben muss. Man spricht hierbei vom propriozeptiven Sinn – und es lohnt sich, einen näheren Blick auf ihn zu werfen. Denn er ist in vielerlei Hinsicht anders als die übrigen Sinne.

Die Frage nach der Wahrnehmung unserer Welt wurde erstmalig in dem Buch »De anima« (Über die Seele) von Aristoteles (384 -325 v.Chr.) ausführlich abgehandelt. Seine Einteilung der Sinne war viele Jahrhunderte lang maßgeblich für Medizin, Biologie und Philosophie: Sehen, Hören, Riechen, Schmecken und Fühlen. Der griechische Philosoph fragte sich noch nicht, warum er überhaupt imstande war, aufrecht zu stehen oder ein Glas Wein kontrolliert hochzuheben – und all die Gelehrten nach ihm taten es auch nicht. Was bereits deutlich macht, dass der Mensch in erster Linie daran denkt, dass ihm seine Sinne eine Wahrnehmung der *äußeren* Welt liefern. Dass es aber auch eine *innere* Welt gibt und wir die ebenfalls spüren, bleibt oft unberücksichtigt.

So entdeckte man erst im 19. Jahrhundert das Gleichgewichtsorgan im Innenohr, obwohl den Ärzten lange der Schwindel bekannt war. Der Gleichgewichtssinn sorgt nicht nur für räumliche Orientierung und Körperbalance, sondern kontrolliert auch die Augen- und Kopfbewegungen – anders wäre der Mensch kaum in der Lage, während einer Drehbewegung die Welt im Blick zu behalten. Und auch der Sinn für die Bewegungen und Positionen unseres Körpers wurde erstmalig in den 1830er Jahren beschrieben, nämlich von dem englischen Physiologen Charles Bell. Zuerst nur in Form einer Ahnung:

»Wir gebrauchen unsere Glieder, ohne uns dessen bewusst zu sein.«

Aber dann doch recht konkret: »Ich nenne dieses Bewusstsein für die Muskeltätigkeit einen sechsten Sinn. Wenn ein Blinder aufrecht steht, mit welchen Mitteln behält er dann seine aufrechte Position bei? Ganz offensichtlich hat er einen Sinn für das Ausmaß der Aktivität seiner Muskulatur. Wir stehen, indem diese Fähigkeit so gut ausgeübt und die Muskulatur aufgrund von Gewohnheit so genau gesteuert wird, dass wir nicht wissen, dass wir stehen. Versuchen wir aber, auf einem schmalen Sims zu gehen, werden wir darauf aufmerksam; und es zeigt sich vergrößert und deutlich, was die Muskeln tun.«[6]

Es war Bells Kollege und Landsmann Charles Sherrington, der diesen Muskelsinn erstmals als »Propriorezeption« bezeichnete, von lat. *proprius* (=eigen) und *recipere* (=aufnehmen). Den beiden englischen Wissenschaftlern gelang es jedoch zunächst nicht, die Welt von der Existenz dieses Sinnes zu überzeugen. Eigentlich geschah dies erst durch den englischen Neurologen Henry Head, der auch schon andeutete, dass es sich dabei – im wahrsten Sinne – um eine existenzielle Angelegenheit handele, nämlich um »ein Modell von uns selbst«[7].

Während wir beim visuellen und akustischen Sinn mit Augen und Ohren klar abgrenzbare Organe vor uns haben, verhält es sich beim propriozeptiven Sinn weitaus unübersichtlicher, denn er besteht aus mehreren unterschiedlichen Rezeptoren. So gibt es Sinneszellen, welche die Gelenkstellung »messen«, und sogenannte Ruffini-Körperchen, die nicht nur in den Gelenkkapseln, sondern auch in der Haut vorkommen, wo sie auf Druck und Dehnung reagieren. Sie springen also auch an, wenn wir gar nichts tun und sich unter der Haut eine

---

[6] Bell, Charles, »The Hand: Its Mechanism and Vital Endowments as Evincing Design«, Bridgewater 1833

[7] Head, Henry u.a., »Studies in Neurology«, Bd. 2; London 1920

Schwellung ausbreitet oder ein verhärteter Muskel zusammengezogen hat. Selbst wenn wir nur ein- und ausatmen, das Herz schlägt oder sich der Magen nach einer opulenten Mahlzeit ausdehnt, wird das von den Ruffini-Körperchen, benannt nach dem italienischen Anatomen Angelo Ruffini, registriert. Sie prägen also entscheidend, wie (wohl) wir uns in unserer Haut fühlen. Eine besonders große Rolle für den propriozeptiven Sinn spielen aber die Muskel- und Sehnenspindeln, wobei Letztere auch Golgi-Organe genannt werden.

Die Muskelspindeln befinden sich in den Muskelfasern und sind parallel zu ihnen angeordnet. Ihre Endstücke können sich, genauso wie die Fasern der Muskulatur, zusammenziehen; ihr Mittelteil (die »Kernsackregion«) hingegen ist nicht kontraktionsfähig. Dafür ist er umschlungen von einer Spirale sensibler Nervenfasern, die sich unter Muskeldehnung verformen und entsprechende Signale ans zentrale Nervensystem senden. Die Muskelspindeln sind *Dehnungs*rezeptoren, und das unterscheidet sie von den Golgi-Organen.

Diese ebenfalls spindelartigen Rezeptoren sitzen in den Sehnen, also zwischen den Muskeln und deren Ansatz am Knochen. Im Unterschied zu den Muskelspindeln sind sie nicht parallel zu den Fasern, sondern in Serie hinter ihnen geschaltet. Dadurch können sie Spannungsveränderungen erfühlen und entsprechende Signale ans zentrale Nervensystem senden: Sie sind *Spannungs*rezeptoren. Ihre Reizschwelle ist höher als die der Muskelspindeln; sie springen erst an, wenn im Muskel bereits eine deutliche Spannung aufgebaut worden ist. Wobei dieser Spannungsaufbau prinzipiell durch zwei Aktionen hervorgerufen werden kann: einerseits durch ein aktives Zusammenziehen des Muskels, andererseits aber auch durch eine passive Dehnung. Wenn wir beispielsweise beim Fußballspielen den Unterschenkel nach vorne kicken, um den Ball zu schießen, treten die Golgi-Organe auf der Vorder- *und* Rückseite des Oberschenkels in Aktion: vorne, weil der Muskel sich

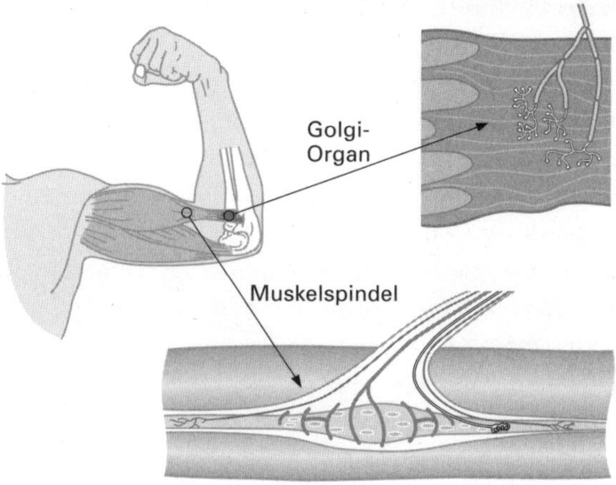

Die Muskelspindeln und Golgi-Organe sind eine Hauptsäule unseres propriozeptiven (inneren) Sinns. Sie informieren das zentrale Nervensystem über die Dehnungs- und Spannungszustände in der Muskulatur.

aktiv zusammenzieht, und hinten, weil der Muskel durch die Kickbewegung stark gedehnt wird. Auf diese Weise kann das zentrale Nervensystem beispielsweise Entspannungssignale an die hintere Oberschenkelmuskulatur schicken, sodass die sich beim Torschuss nicht verletzt. Das Bewusstsein wird dabei in der Regel nicht zugeschaltet, solche Schutzreflexe bevorzugen den kurzen Weg über das Rückenmark.

Mit dem sechsten Sinn verschwinden auch Ich und Wille

Es wäre jedoch ein Fehler, die Muskel- und Sehnenspindeln nur als Schutzvorrichtung für die Muskeln zu betrachten. Sie informieren uns insgesamt über die Dehnungs- und Spannungszustände in der Muskulatur, und wie wichtig dies für unsere Bewegungsabläufe ist, kann man an Menschen sehen, die – was sehr selten vorkommt – den propriozeptiven Sinn aufgrund einer Krankheit verloren haben. Wie etwa Ian Waterman, ein Metzger von der britischen Kanalinsel Jersey.[8]

Er erkrankte im Alter von neunzehn Jahren an einer Virusinfektion, die sein Immunsystem derart verwirrte, dass seine Antikörper gezielt diejenigen Zellen seines peripheren Nervensystems angriffen, die mit Berührungsempfinden und Propriozeption zu tun haben. Temperatur- und Schmerzempfinden blieben zwar intakt, und Ian konnte sich auch noch bewegen – doch das nutzte ihm zunächst nicht viel. Aufgrund der ausgefallenen Muskelwahrnehmung konnte er keine kontrollierte Bewegung mehr ausführen, denn sein Gehirn bekam keinerlei Rückmeldung, um eine Feinjustierung seiner Befehle vorzunehmen. Oberhalb des Halses funktionierte es noch halbwegs, sodass Ian wenigstens sprechen konnte. Doch unterhalb gab es keinerlei Signale mehr von den Muskeln, sodass eine zielgerichtete Bewegung praktisch nicht mehr möglich war. Was zur Folge hatte, dass Ian schon bald seine Impulse in diese Richtung einstellte. Sein *Wille*, noch irgendetwas zu tun, erlahmte, und am Ende hatte der junge und kräftige Mann nicht einmal mehr eine Vorstellung davon, wie man einen Befehl gibt, um etwa einen Finger zu krümmen oder ein Knie zu beugen.

Wenn Ian nicht schaute, wo sich seine Extremitäten befanden, machten sie sich mitunter sogar selbständig. Einmal

---

[8] Cole, Jonathan u.a., »Pride and a daily Marathon«, Cambridge 1995

wurde er von einer Krankenschwester gewaschen, und dabei glitten dann seine Hände auf ihre Brüste. Völlig unbeabsichtigt, doch das glaubte sie ihm nicht und verpasste ihm eine Ohrfeige. Damals war Ian fassungslos, heute kann er über diese Ungerechtigkeit immerhin wieder lachen. Er hatte ja nicht mal Spaß an der ungewollten Grabschaktion gehabt, weil er auch nichts mehr ertasten konnte.

Die Ärzte waren von Ians Zustand überfordert. Was nicht verwundern darf, denn die erste wissenschaftliche Veröffentlichung zu der Erkrankung, die sich heute »akutes sensorisches Neuropathie-Syndrom« nennt, erschien 1980 und damit knapp ein Jahrzehnt, nachdem Ian daran erkrankt war. Man schickte ihn nach Hause und sagte ihm, er werde nie wieder laufen, geschweige denn arbeiten können. Doch das wollte er nicht akzeptieren. Im Angesicht dieser trostlosen Prognose erwachte sein Wille wieder zum Leben. Er beschloss, an sich zu arbeiten, und verbrachte fortan jede wache Sekunde damit, an Bewegung zu denken und sein Gehirn daran zu erinnern, dass es ja prinzipiell noch Bewegungen einleiten konnte. Und er unterzog sich einem harten Training, um zu lernen, seine Bewegungen mit Hilfe des visuellen Sinns zu kontrollieren. So knüpfte er beispielsweise unendliche Ketten aus Büroklammern oder zog sich selbst seine Socken an, auch wenn es am Anfang bis zu zwanzig Minuten dauerte – pro Socke. Manchmal erlebte er dabei schwer erträgliche Rückschläge, wie etwa, als man ihm einen Plastikbecher Wasser gab, weil er durstig war. Ian hatte zu dem Zeitpunkt schon wieder erlernt, wie man ein Glas zum Mund führt und daraus trinkt. Doch als er das mit dem Becher machen wollte, zerquetschte er ihn in der Hand, weil er seinen Griff nicht richtig dosiert hatte. Woraufhin sich Ian im Supermarkt ein paar Paletten Plastikbecher holte, um zu Hause das Trinken daraus zu trainieren.

Am Ende wurden Ians Bemühungen belohnt. Er lernte wieder zu laufen, auch wenn es bis heute staksig aussieht, weil er

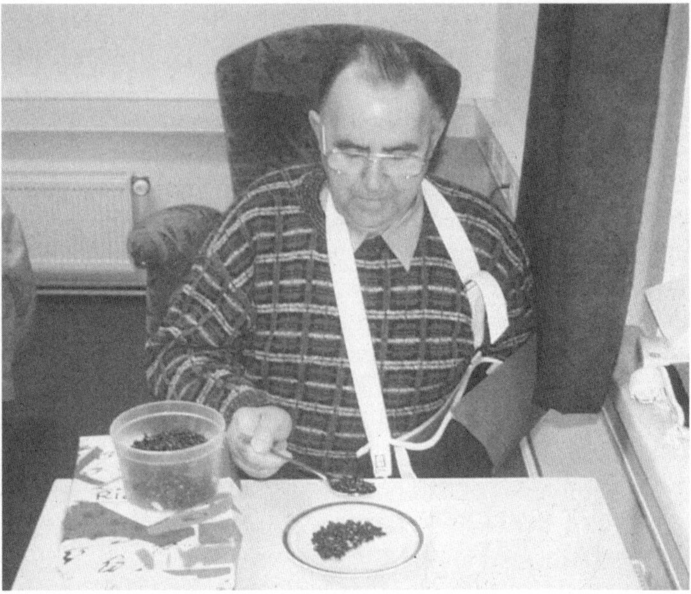

Was tun, wenn der innere Sinn ausfällt?

Die große Bedeutung des propriozeptiven Sinns zeigt sich auch beim Schlaganfall. Bei dieser Erkrankung kommt es – infolge eines ausblutenden oder verschlossenen Blutgefäßes – zu Schäden im Gehirn, die sehr häufig jene Nervenstränge treffen, welche die Wahrnehmungsinformationen aus Armen oder Beinen in den Cortex befördern. In der Folge kann der Patient in diesen Extremitäten nichts mehr spüren, sodass er sie nicht mehr benutzt, obwohl in den meisten Fällen die Bewegungs*fähigkeit* zumindest teilweise noch erhalten ist. Er ist also – ähnlich wie anfangs Ian Waterman – gelähmt, weil er seine Bewegungen trotz halbwegs intakter Motorik nicht mehr kontrollieren kann.

Die Abbildung zeigt einen Patienten mit gelähmter rechter Hand bei der von Edward Taub entwickelten »eingeschränkten Bewegungstherapie«. Dabei wird der gesunde linke Arm für mehrere Wochen fixiert, sodass alle Bewegungen mit der kranken Hand ausgeführt werden müssen. Dadurch überwindet der Patient die gelernte Nicht-Benutzung und reaktiviert die Hirnareale der linken Hirnhälfte, die für das Steuern der rechten Hand zuständig ist. Der auf dieser Seite ausgefallene propriozeptive Sinn wird durch gesunde Sinne wie das Sehen der Bewegung und der Bewegungserfolge ersetzt.

sich die Schrittkontrolle in erster Linie über die Augen holen muss. Und er erlernte noch viele andere Dinge, beispielsweise kann er eine Marke auf einen Brief kleben, indem er den Umschlag mit der Zunge anfeuchtet, und nicht etwa die Marke, denn die würde auf seiner Zunge kleben bleiben, und er bekäme sie nicht zu fassen. Er schaffte sogar ein Examen für den öffentlichen Dienst und arbeitete daraufhin zwölf Jahre lang im Amt für Bevölkerungsstatistik. Der Stand heute: Ian ist Manager einer eigenen Firma, lebt mit einer Frau zusammen (zuvor war er mit einer an Kinderlähmung erkrankten Frau verheiratet, die mittlerweile verstorben ist), und in seiner Umgebung wissen nur die wenigsten, was ihm fehlt. Was aber auch daran liegt, dass Ian bis heute keine rechten Worte gefunden hat, um seinen Zustand zu erklären.

Kein Zweifel: Der Mann von der Insel Jersey ist ein beeindruckendes Beispiel für die Plastizität des Gehirns und seine Fähigkeit, selbst mit dem Totalausfall eines so wichtigen Sinnessystems klarzukommen. Wobei man sagen muss, dass Ian eine Ausnahme ist: Bisher weiß man von keinem anderen Menschen, der den Totalverlust der propriozeptiven Wahrnehmung so erfolgreich kompensiert hätte wie er. Nicht umsonst fällt es ihm so schwer, sein Leiden in Worte zu fassen. Wer taub ist, hört nicht mehr, wer blind ist, sieht nicht mehr. Doch was fehlt jemandem, dem der propriozeptive Sinn abhandengekommen ist? Klar, er kann die Dehnung und Spannung seiner Muskeln und die Haltung seines Körpers nicht mehr spüren, weshalb er auch keine Kontrolle mehr über seine Bewegungen hat. Doch das ist nur die eine Seite des propriozeptiven Totalverlustes.

Die andere Seite ist, dass der innere Sinn beim gesunden Menschen auch dann aktiv ist, wenn wir uns *nicht* bewegen. Denn prinzipiell haben Muskeln immer Spannung, einen sogenannten Muskeltonus, dessen Stärke mit der jeweiligen Situation korreliert, in der wir uns befinden. So ist er unter Stress und Angst deutlich erhöht, damit der Körper auf eine mögliche Flucht- oder Angriffsaktion vorbereitet ist. All das kann Ian nicht mehr spüren, weil sein propriozeptiver Sinn ausgefallen ist. Er merkt also nicht mehr, ob er unter Stress steht, was natürlich auch dazu führt, dass sein Defense-System weniger stark aktiviert wird. Propriozeptiv gesunde Menschen haben oft das Problem, dass sie nach einem starken Stressreiz nur schwer wieder zur Ruhe finden, weil ihre Muskeln immer noch angespannt sind, was vom Gehirn so interpretiert wird, als würde die Gefahr weiterhin bestehen. Ian jedoch findet relativ schnell wieder zur Ruhe, weil er kein Gefühl mehr für die Anspannung in seinen Muskeln besitzt. So berichtet er, dass er aufgrund seiner sinnlichen Einschränkung zwar öfter in Gefahr gerät als früher, doch diese nicht mehr so intensiv empfindet. Sein Leben ist zwar um vieles schwerer geworden, doch das Empfinden für die Schwierigkeiten ist zurückgegangen, was wiederum vieles erleichtert.

Doch damit nicht genug. Der propriozeptive Sinn spielt auch eine wichtige Rolle dabei, uns von der Welt außerhalb abzugrenzen. Er vermittelt uns: Hier bin ich, und dort ist das andere; hier Ich, dort Nicht-Ich. Wobei neben den Muskel- und Sehnenspindeln auch die bereits erwähnten Ruffini-Körperchen mitspielen dürften, weil sie die Spannung der Haut und damit unsere Ausdehnung im Raum registrieren. In jedem Fall begründen ihre Signale unsere Gewissheit, dass wir in einem Körper leben, der uns von der Außenwelt abgrenzt. Wobei diese Interpretation natürlich nicht durch die propriozeptiven Sensoren selbst geschieht, sondern dort, wo ihre Signale wahrgenommen und analysiert werden. Also im Gehirn. Und bei der Selbstwahrnehmung und dem Aufbau des Körperschemas scheint vor allem, wie man am University College in London ermittelt hat, die rechte hintere Insula eine zentrale Rolle zu spielen.[9]

[9] Tsakiris, M. u.a., Neuropsychologia 48(3); 2010

Wenn aus dem Handschuh ein Körperteil wird

Die englischen Forscher wandten für ihre Studie eine Variante der sogenannten Gummihand-Illusion an, eines der faszinierendsten und verblüffendsten Experimente der Wahrnehmungsforschung. Dabei legen die Probanden ihre linke Hand auf einen Tisch und die rechte darunter, auf ihren Oberschenkel. Als Ersatz für die abgetauchte Hand liegt auf dem Tisch ein rechter Gummihandschuh. Wenn ein Assistent daraufhin die rechte Gummihand genauso streichelt wie die versteckte echte Hand, stellt sich bei achtzig Prozent der Testpersonen die Illusion ein, der Handschuh sei ihre Hand: Irgendwann reicht bereits die Berührung des Gummihandschuhs, und sie fühlen, dass ihre Hand gestreichelt wird. Ihr Gehirn hat also das Kunstgebilde in sein Körperschema integriert. Man kann dieses Experiment in vielfältigen Variationen durchführen, etwa mit einer anderen Verdeckungsmethode (z.B. einer Pappwand) oder auch ohne Verdeckung (beide Hände liegen zusammen mit der Gummihand auf dem Tisch), trotzdem lassen sich die Testpersonen verwirren. Das Entscheidende bleibt: Unter bestimmten Bedingungen sind wir bereit, einen fremden und leblosen Gegenstand als Teil unseres Körpers zu betrachten. Und das kann durchaus so weit gehen, dass wir unsere verdeckte Hand ruckartig zurückziehen, wenn wir sehen, dass jemand eine Nadel in den Gummihandschuh sticht.

Das englische Forscherteam beobachtete nun während der Gummihand-Tests per Positronen-Emissions-Tomographie die Hirnaktivitäten ihrer Probanden. Dabei stellte sich heraus: Wird die Gummihand als Gummihand wahrgenommen, zeigen sich verstärkte Aktivitäten im somatosensorischen Cortex, was naheliegt, weil in diesem Teil der Großhirnrinde die haptischen, also den Tastsinn betreffenden Signale aus den Hautrezeptoren verarbeitet werden. Hat der Proband aber die Gummiattrappe als eigene Hand in das Körperschema integriert, wird vor allem ein Hirnareal aktiv: die rechte hintere Insula. Dort sitzt demzufolge ein wichtiger Teil unserer Selbstwahrnehmung. »Die rechte hintere Insula untermauert die subjektive Erfahrung unseres Körperbesitzes«, erläutert Studienleiter Manos Tsakiris. Wobei man besser von einem *Anspruch* auf Körperbesitz sprechen sollte, wenn man einen Gummihandschuh ins eigene Körpermodell integriert.

Ian Waterman allerdings ist in dieser Hinsicht absolut anspruchslos. Denn weil seine Propriorezeptoren ausgefallen sind, kann seine Insula weder Gummihand noch eigene Hand noch irgendein ein anderes Körperteil beanspruchen. Ihm fehlt jegliches Körperschema, er besitzt keinerlei Gefühl dafür und damit auch keine Gewissheit, als abgrenzbare Einheit in der Welt zu existieren. Er kann sich noch daran erinnern, wie er seinerzeit, als man ihn ins Krankenhaus eingeliefert hatte, auf dem Bett lag: »Mein Körper war verschwunden, mich gab es eigentlich nicht mehr.« Nur wenn er an sich herunterblickte, wurde ihm gewahr, dass er noch existierte. Doch wenn er die Augen schloss, war es so, als würde er im Nichts untergehen. Aus diesem Grund schläft er heute noch im Hellen, beim Schein einer Lampe. Denn wenn er im Dunkeln aufwachen würde, wäre er im wahrsten Sinne verloren. Er könnte noch nicht einmal seine Schlafposition ändern, weil er die notwendigen Bewegungen nicht koordinieren könnte. Ein Arzt unterbreitete ihm einmal den gut gemeinten Ratschlag, es mit einer Taschenlampe auf dem Nachttisch zu versuchen, damit er wenigstens die überwiegende Zeit der Nacht im Dunkeln schlafen könne. Doch wie sollte das gehen? Wie kann man ohne Tastvermögen und ohne Bewegungssinn im Dunkeln nach einer Taschenlampe greifen? Ian verzichtete auf das Experiment und schläft lieber weiter im Hellen.

Was aber nicht heißen soll, dass er die Phasen des Verlorenseins ohne Körperwahrnehmung generell als unglücklich empfunden hätte. Schon kurz nach Ausbruch seiner Krankheit hatte er immer wieder Momente, in denen er sie gar nicht verlassen wollte: »Man will einfach nur liegen bleiben.« Denn wenn die Muskeln keinen Stress signalisieren, findet das Defense-System zur Ruhe; und wenn sich das abgrenzbare Ich verflüchtigt, verflüchtigen sich auch dessen Probleme. Kurzum: Wenn die Wahrnehmung für das Innenleben verloren geht, kann sich auch ein innerer Frieden einstellen. Eine Leidensgenossin von Ian, in der Fachliteratur unter dem Kürzel GL bekannt, verglich ihre Situation mit jemandem, der in der Kabine eines fahrenden Schiffes logiert und zwei Möglichkeiten hat. Entweder man bleibt unter Deck und lässt sich kutschieren. Oder man begibt sich unter großer Kraftanstrengung an Deck des Schiffes, um es – wiederum unter großer Kraftanstrengung – zu steuern. Am Anfang geht man noch öfter nach oben, um die Kontrolle zu übernehmen. Doch weil dies so anstrengend ist (und die ausschließlich visuelle Kontrolle über Bewegung, ohne die Hilfe des propriozeptiven Sinns, ist enorm anstrengend!), überlegt man irgendwann, ob sich der Aufwand wirklich lohnt. Denn immerhin fährt das Schiff ja auch von selbst, nur dass man ihm eben nicht vorgeben kann, wohin die Reise geht. GL entschied sich dafür, immer öfter unter Deck zu bleiben. Am Ende blieb sie fortwährend dort. Weswegen sie – im Unterschied zu Ian – bis heute nicht laufen kann und auf den Rollstuhl angewiesen ist. Mittlerweile kann sie nicht einmal mehr sprechen, weil sich ihre Krankheit auf die Rezeptoren oberhalb des Halses ausgedehnt hat. Sie ähnelt jetzt in vielerlei Hinsicht den Locked-in-Patienten, auf die wir später noch zu sprechen kommen werden. Doch ist sie deshalb unglücklicher als Ian, der seinen Willen wieder einschaltete und dadurch in die Welt zurückkehrte? Als willentliche Menschen neigen wir dazu, diese Frage zu bejahen. Allerdings lernte ich durch ein Experiment schon früh, dass wir mit dieser Einschätzung zurückhaltend sein sollten.

Leere ist auch eine Frage der Einstellung

Ich war Gastforscher an der Rockefeller University in New York, als ich beschloss, einen Selbstversuch mit Curare durchzuführen. Das Indianergift spielte seinerzeit eine große Rolle in Psychologie und Physiologie, da man mit seiner Hilfe das damalige Credo aushebeln konnte, wonach man zwischen dem Lernen von Verhalten und Denken auf der einen und dem Lernen von Vorgängen des autonomen Nervensystems – wie etwa Herzschlag und Magensaftausschüttung – auf der anderen Seite strikt trennen müsse. So hatte man Laborratten Curare gespritzt, um die Tiere komplett zu lähmen und jeden Einfluss von »Learning by doing« auszuschalten. Das Erstaunliche: Die Nager lernten trotzdem, ihren Herzschlag in Eigenregie hochzutreiben. Es reichte, dass man ihnen jedes Mal, wenn ihr Puls sich beschleunigte, einen elektrischen Reiz an ihrem Belohnungszentrum setzte. Und das klappte auch bei anderen Körpervorgängen, wie etwa Blutdruck, Nierendurchblutung oder Hirnwellen. Einige Tiere konnten am Ende sogar ihre Durchblutung so regulieren, dass ein Ohr bläulich und das andere weißlich schimmerte. Und weil Ratten vom Blutkreislauf und Nervensystem her ähnlich aufgebaut sind wie der Homo sapiens, lag die Annahme nahe, dass der Mensch so etwas auch kann. Dass er also auch seine Körpervorgänge kontrollieren kann, ohne dazu motorisch aktiv werden und ein bestimmtes Verhalten entwickeln zu müssen. Es sollte demnach – so dachten jedenfalls viele Forscher, darunter auch ich – nur noch ein winziger Schritt dahin sein, dass man fehlgeleitete, krankhafte Körper- und Hirnvorgänge wie etwa eine Gastritis oder Depressionen einfach »verlernen« konnte.

Bekanntermaßen funktioniert das bis heute nicht, aber damals hofften wir noch darauf. Also ließ ich mir Curare spritzen, um die Hypothese zu prüfen, dass Lähmung zu einem Antriebsverlust für willentliches, instrumentelles Lernen führt. In einer Dosis, die unter normalen Umständen tödlich gewesen wäre, weil es im Zuge einer Komplettlähmung zum Ausfall der Atmung kommt. Um dies zu vermeiden, hatte ich einen befreundeten Anästhesisten an meiner Seite. Er sollte sich um meine künstliche Beatmung kümmern.

Schon wenige Sekunden nach der Injektion fiel ich regelrecht in mich zusammen. Die Wirkung des Indianergiftes besteht darin, dass es sich genau dort andockt, wo normalerweise der Botenstoff Acetylcholin ansetzt, um die Kontraktion eines Muskels einzuleiten. Die Konsequenz dieser Blockade ist, dass die Muskeln so lange gelähmt bleiben, wie die Curare-Moleküle die Bindungsstellen besetzen. Und genau das spürte ich sofort: Die Spannung entwich aus meinem Körper wie die Luft aus einem Ballon. Aber es kam keine Angst. Im Gegenteil: In mir breitete sich eine tiefe Entspannung aus, ohne dass ich mich ihr hätte entziehen können. Sie rollte regelrecht über mich hinweg. Was ich sonst noch dachte, weiß ich nicht mehr. Sorgen jedenfalls machte ich mir nicht, denn die Beatmungsgeräte arbeiteten zuverlässig. Probleme wälzte ich ebenfalls nicht, und es schossen auch keine Gedankenschnipsel durch meinen Kopf. Es war alles eigentümlich ruhig. Als die Curare-Wirkung nachließ und die Muskelspannung und damit auch die Atmung zurückkehrten, nahm ich das keinesfalls mit Erleichterung zur Kenntnis.

Schon vor mir hatten Wissenschaftler Curare-Selbstversuche unternommen. So etwa 1944 der englische Mediziner und Chemiker Frederick Prescott, der die Komplettlähmung, den Atemstillstand und die Erstickungsangst als »unzumutbar« empfand. 1946 unterzog sich der amerikanische Anästhesist Scott Smith gleich mehreren Curare-Injektionen in unterschiedlich hoher Dosierung, ohne auch nur die geringsten Anzeichen von Panik zu entwickeln. Er konnte später sogar ausführlich protokollieren, wie er trotz der Lähmung komplett bei

Bewusstsein geblieben war und auch noch Schmerzen hatte empfinden können. Von tiefer Entspannung sprachen weder er noch Prescott. Was sich aber leicht durch die äußeren Bedingungen während der Tests erklären ließ. So wurde Prescott mit einer Art Blasebalg beatmet, was nicht gerade hilfreich ist, um Erstickungsängste zu besänftigen. Und Smith war zu sehr auf das Protokollieren seines Zustandes fixiert, als dass er zu einer tiefen Entspannung hätte finden können. Ich hingegen vertraute meinem Anästhesisten hundertprozentig (heute würde ich den Versuch nicht mehr machen, da mein Vertrauen in die Medizin im Laufe eines längeren Lebens zu oft erschüttert wurde!) und war mehr auf individuelle Erfahrung als auf wissenschaftliche Erkenntnis programmiert, weshalb mein Leere-Erlebnis weder durch Ängste noch durch Rationalität und Erwartungen gestört wurde.

Schon bei den Floating-Tank-Experimenten haben wir gesehen, wie wichtig die Einstellung ist, mit der man sich der Leere nähert. Das ist bei den Curare-Tests nicht anders. Wer unbedingt bei klarem Verstand bleiben will oder Angst hat, sollte besser nicht mit der Leere kokettieren. Denn er wird sie verfehlen oder Probleme mit ihr bekommen.

Kapitel 7

Wie trainiert man Leere?

Wir halten fest: Für das Erleben von angenehmer Leere müssen einige Grundvoraussetzungen erfüllt sein. So sollte das Gehirn bestimmte Wellenmuster erzeugen und das Defense-System in ihm zur Ruhe kommen. Die Signalschwemme aus den Sinnen muss mehr oder weniger verebben, wobei vor allem die propriozeptorische Selbstwahrnehmung zur Ruhe kommen sollte. Und all das kann nur funktionieren, wenn wir eine positive, angstfreie Einstellung zur Leere und Vertrauen in den Weg haben, der uns zu ihr führt. Was natürlich die Frage aufwirft, welchem Weg wir vertrauen können.

Einige haben wir schon genannt. Philosophisches Denken kann dabei helfen, die notwendige Grundhaltung aufzubauen und eine Ahnung davon zu bekommen, was Leere überhaupt bedeutet. Mittels der Floating-Tanks kann man sich von der Reizflut aus seinen Sinnen, speziell den propriozeptiven, befreien. Die modernen Tanks sehen nicht mehr aus wie düstere Särge, sondern eher wie Nüsse, in denen bekanntlich das Leben nicht endet, sondern vor dem Anfang steht. In Kalifornien findet man sie bereits ähnlich häufig wie hierzulande die Sonnenbanken, sie stehen dort sogar in einigen Wohn- und Schlafzimmern. Die Schauspieler Jeff Bridges und Kristin Wiig sind bekennende Floater, und auch Carl Lewis und John Lennon stiegen regelmäßig in die Iso-Kammer. Der Aufenthalt in einem dieser Tanks sollte jeweils ein bis anderthalb Stunden dauern – so ein Aufwand lässt sich auch im Alltag realisieren, denn man muss es ja nicht täglich praktizieren. In Deutschland ist das Verfahren zwar noch nicht so etabliert wie in den USA, aber es gibt immerhin einige Floating-Studios und auch einen entsprechenden Verband (www.floating-verband.de).

Einschlägige Entspannungstechniken wie etwa das autogene Training oder die Tiefenentspannung nach Jacobson helfen sicherlich auch beim Weg in die Leere. Dass sie die Muskelspannung reduzieren und dadurch die propriozeptive Reizflut dämmen, ist erwiesen. Sie wirken zwar in dieser Hinsicht nicht so heftig wie Curare, aber dafür braucht man auch kein Beatmungsgerät. Voraussetzung für den »Leere-Effekt« dieser Methoden ist allerdings, dass man über das formale Stadium des Übens hinauskommt. Wer permanent damit beschäftigt ist, sich »Mein Bauch ist voller warmer Semmeln« oder »Mein Puls ist angenehm ruhig, kräftig und gleichmäßig« vorzubrummeln, hat noch einen weiten Weg bis zur Leere vor sich.

Eine weitere Alternative wäre, dass man nicht an den Propriozeptoren ansetzt, sondern dort, wo deren Signale zwecks Analyse und Interpretation abgeliefert werden, also an der Insula. Auch das lässt sich durchaus in die Praxis umsetzen, wie wir in Tübingen nachweisen konnten. Denn die Insel kann lernen, und dazu gehört, dass sie eine gewisse Ignoranz gegenüber den propriozeptiven Signalen entwickeln kann.

Weg von der Insel: So schafft man innere Ruhe

Die Insula wird vom Temporallappen und anderen Hirnarealen überdeckt, sodass sie erst Ende des 18. Jahrhunderts entdeckt wurde. Evolutionär hingegen ist sie ein alter Hase. Was sich auch in ihrer fötalen Entwicklung zeigt: Während alle anderen »Lobi« (Hirnlappen), wie etwa die Großhirnrinde, in dieser Phase immer weiter wachsen, stellt die Inselrinde ihr Wachstum bereits ein, wenn sie in etwa so groß ist wie eine Zwei-Euro-Münze. Was jedoch die Vielfalt ihrer Funktionen angeht, ist sie ein Gigant.

So werden in ihr die Signale aus praktisch allen Sinneskanälen verarbeitet und interpretiert. Wie etwa der Geschmack, der bei uns bekanntlich ein heftiges Ekelgefühl erzeugen kann – und das stammt hauptsächlich von der Insel. Umgekehrt kann sie aber auch eine unwiderstehliche Anziehungskraft entwickeln. Laut einer amerikanischen Studie werden viele Raucher suchtfrei, wenn ihre Insula durch einen Schlaganfall geschädigt wurde. Sie hätten dann, wie Nasir Naqvi von der Columbia University in New York ausführt, »einfach kein Verlangen mehr nach Zigaretten«[1].

Auch Schmerzen werden von der Insula emotional eingeordnet. Es gibt Menschen, die schon in Anbetracht eines eingewachsenen Zehennagels in Panik geraten – man kann davon ausgehen, dass ihre Insula dabei ziemlich stark feuert. Umgekehrt brachte die Torwartlegende Bert Trautmann ein Fußballspiel zu Ende, obwohl er bei einem Zusammenprall mit einem anderen Spieler einen Genickbruch erlitten hatte – seine Insula dürfte ziemlich schwach gefeuert haben.

Englische Forscher reizten die Haut ihrer Probanden mit dem Pfefferwirkstoff Capsaicin und dabei fragten sie nicht nur nach der Stärke des Schmerzes, sondern maßen auch die Erregung der Insula. Es zeigte sich: Je dramatischer die Schmerzberichte, desto aktiver die Insel; je harmloser die Schmerzberichte, desto weniger los in der Insel.

Einen besonders guten Insula-Draht gibt es aber zu den Sinnen im Körperinnern. Sie ist wesentlich beteiligt an Gefühlen wie Hunger, Durst, Atemnot, Völlegefühl und Übelkeit. Sie gibt uns zu verstehen, wenn die Magen- oder Harnblasenwände gedehnt sind, weswegen wir uns satt fühlen oder die Toilette

---

1 Naqvi, N. u.a., Science 315(5811); 2007

aufsuchen. In ihr laufen, wie bereits erwähnt, die propriozeptiven Leitungen zusammen. Wenn sich unsere Nackenmuskeln verkürzen, das Herz bis zum Halse schlägt und der Atem in den Hechelmodus umschaltet – die Insula nimmt das aufmerksam zur Kenntnis und gibt uns gleich noch eine Interpretation mit auf den Weg: »Achtung, du hast Angst! Tu was!«

Ein Hirnareal mit solchen basalen Funktionen muss verlässlich sein, und deswegen sollte es nicht leicht zu beeinflussen sein. Doch die Insel ist keineswegs ein Eiland, das sich allen äußeren Einflüssen verschließt.

So gelang es unserem Institut an der Universität Tübingen, den vorderen Teil der Insula (die anteriore Insula) gezielt zu konditionieren. Wir bedienten uns dabei der Methode des Neurofeedbacks. Dabei wird per Kernspintomographie oder ein anderes bildgebendes Verfahren die Hirndurchblutung erfasst, und ein Computer verwandelt die entsprechenden Signale in ein Symbol, das der Patient auf einem Monitor sehen und auch verstehen kann. So kann man ihm beispielsweise ein farbiges Thermometer zeigen, das nach oben rot anschlägt, oder ein Flugzeug, das über ein Hindernis fliegt, wenn die Durchblutung in seiner Inselregion zunimmt. Der Proband erhält keine spezifische Instruktion, was er tun soll, um das Thermometer zu beeinflussen; er soll nur darauf achten, ob die Säule in ihm gestiegen ist und der Computer ihm zurückmeldet, dass die erzielte Hirnänderung gut erreicht wurde. Wie beim Erlernen einer Fertigkeit probiert man ein wenig herum, bis der Rechner meldet: »So war's richtig.« Diesen Zustand gilt es nun immer wieder zu erreichen, indem intuitiv (implizit) derselbe Hirnvorgang durchgeführt wird. Wie der Proband das schafft, woran er also denkt und was er sich vorstellt, um das Blut zum gewünschten Hirnareal zu bringen – das bleibt ihm überlassen. Das Gerät meldet jeden Erfolg sofort am Bildschirm.

Die fünfzehn Teilnehmer unseres Tests brauchten nur drei Neurofeedback-Sitzungen à vier Minuten, um den vorderen

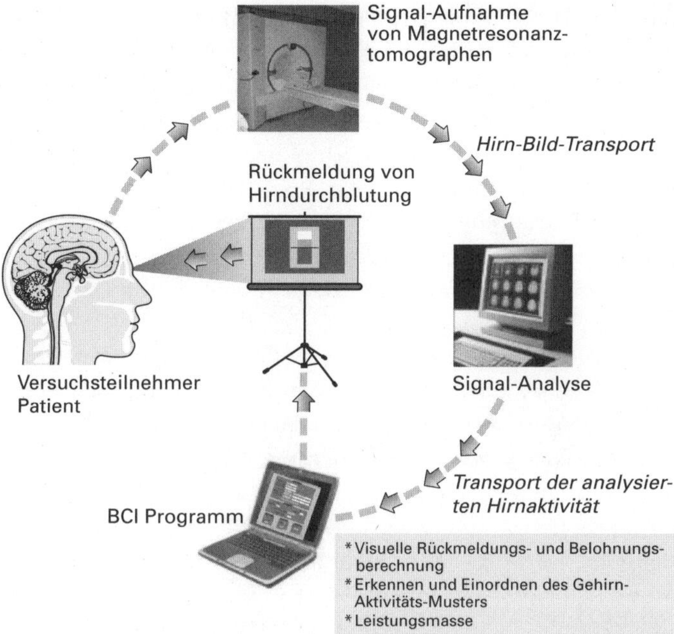

Aufbau eines Neurofeedbacksystems zur Selbstkontrolle der Inselregion
Die Person (links) liegt in einem Magnetresonanzscanner (MRT, oben Mitte), der den Blutfluss in einem bestimmten Hirnareal (hier der vorderen Insel) der Person misst. Die Person beobachtet dabei ihre eigene Hirndurchblutung – gemessen mit funktioneller Magnetresonanztomographie (fMRT) – auf einem Bildschirm (Mitte) in Form eines roten oder blauen »Thermometers«. Wenn die Person die Durchblutung in der Insel erhöht, färbt sich das Thermometer rot, wenn sie die Durchblutung reduziert, geht die Farbe immer mehr in Blau über. Die Computer (rechts und unten) analysieren die Hirnaktivität laufend, sodass die Person jederzeit weiß, ob sie das Lernkriterium erreicht hat.

Teil ihrer Insula deutlich zu aktivieren. Und das hat nicht nur theoretischen Wert, wie wir in einer anderen Studie nachweisen konnten: Personen mit aktivierter Insula reagieren auch emotional stärker, wenn man ihnen Fotos von negativen Ereignissen, wie etwa verstümmelte Kriegsopfer oder misshandelte Kinder, zeigt. Wir haben daher auch antisoziale Psychopathen unserem Neurofeedbacktraining unterzogen, denn die Insel ist bei ihnen bekanntlich verkümmert. Ihnen fiel es zwar schwerer, und sie brauchten mehr Trainingssitzungen, doch auch ihnen gelang es am Ende, die Durchblutung ihrer Inselregion zu aktivieren. Und auch sie reagierten dann emotional stärker auf negative Bilder.

Die Inselregion ist also durchaus formbar, und bei gesunden Menschen klappt das sogar relativ schnell. Für unsere »Leere-Belange« müsste sie allerdings nicht herauf-, sondern herunterreguliert werden, um die propriozeptorische Wahrnehmung herunterzuschalten. Dass dies funktionieren könnte, belegt eine Studie, die wir jüngst mit Patienten durchgeführt haben, die an einem obsessiven Waschzwang litten. Wir trainierten sie per Neurofeedback darauf, ihre anteriore Insula herunterzuregulieren. Was im Prinzip ähnlich funktioniert wie in die umgekehrte Richtung, nur dass die Probanden jetzt auf dem Monitor ein Symbol erreichen sollten, dass für ein Drosseln der Inseldurchblutung steht. Alle Patienten erzielten hier – wenn auch auf unterschiedlichem Niveau – deutlich sichtbare Trainingserfolge. Sie schafften es, ihre vordere Insula herunterzufahren, und das zeigte sich auch in ihrem Verhalten. Sie reagierten nun deutlich weniger schockiert, wenn man ihnen Bilder von verschmutzten Menschen und Gegenständen vorlegte. Ihre »Ekelschwelle« hatte sich nach oben verschoben.

Es sollte demnach möglich sein, über das Neurofeedback die Insula so weit herunterzuregulieren, dass auch der propriozeptive Sinnkomplex gedämpft wird. Für den Alltagsgebrauch dieser Methode gibt es jedoch viele Einschränkungen. So gibt es zwar mittlerweile recht viele Kliniken, Psychologen und Psychotherapeuten in Deutschland, die mit Neurofeedback arbeiten, doch dies geschieht in der Regel auf Grundlage von EEG-Messungen, mit denen sich die Arbeit in der Tiefe liegender Hirnareale nicht so präzise abbilden lässt wie etwa mit einem Kernspin. Was vor allem auch deshalb von Bedeutung ist, weil man mit dem richtigen Bereich der Insula arbeiten muss. So ist es uns zwar gelungen, ihren vorderen Teil zu modulieren, doch die propriozeptorischen Wahrnehmungen finden bekanntlich, wie im vorigen Kapitel ausgeführt, eher in ihrem rechten hinteren Teil statt. Bisher konnte also nicht nachgewiesen werden, dass man Propriozeption willentlich regulieren kann.

Darüber hinaus muss man im Blick behalten, was sonst noch passieren kann, wenn die Aktivitäten der Insula verändert werden. In Tübingen haben wir per Neurofeedback die Inselaktivität von Schizophrenie-Patienten hochgefahren, damit sie wieder negative Gesichtsausdrücke erkennen konnten. Das gelang auch, doch gleichzeitig verringerte sich ihre Fähigkeit zum Erkennen von positiven Gesichtsausdrücken. Sie konnten nach dem Training erkennen, ob jemand zornig war, aber nicht mehr, ob er sich freute. Vermutlich hatte der Erregungsanstieg in ihren emotional negativen Hirnarealen gleichzeitig eine Hemmung emotional positiver Regionen bewirkt.

Wenn man die Insel herunterfährt, um die propriozeptive Selbstwahrnehmung zu reduzieren, könnte Ähnliches passieren. So weiß man von Psychopathen, dass ihre Insel weniger aktivierbar ist, sodass sie nicht nur weniger Empathie, sondern auch weniger Ängste haben als andere Menschen. Wenn wir nun die Insel mit weniger Blut versorgen, könnten Empathie und in der Folge Ängste so weit zurückgehen, dass sich am Ende sogar auch bei gesunden Menschen ein psychopathisches Verhalten entwickelt. Wir hätten dann möglicherweise einen Menschen vor uns, der im Zustand tiefenentspannter Leere brutale Verbrechen begeht.

Was deutlich macht: Das Neurofeedback ist zwar ein interessanter, weil direkter Weg, der ohne psychologisch aufwendige Prozesse wie Vorstellen und Denken auskommt, doch da besteht noch Forschungsbedarf. Wir sollten uns zunächst auf Verfahren zur Erlangung von Leere besinnen, die sich schon bewährt haben. Wie etwa die Meditation, und hier vor allem die Zen-Meditation, weil sie ausdrücklich die Leere sucht.

Meditieren tut anfangs weh – aber sonst funktioniert es nicht

Als Janwillem van de Wetering im japanischen Kyoto ankam, hatte er sich viel vorgenommen. Sein Plan: Er wollte sich in einem echten Kloster in die tägliche Meditationsarbeit eines Zen-Mönches einführen lassen. Der niederländische Schriftsteller hatte genug Geld zur Verfügung, um bei sparsamer Lebensführung drei Jahre durchzuhalten. Und er hatte die feste Absicht, hier sein »bisheriges Dasein aufzugeben und ein neues Leben zu beginnen, wie ich es mir kaum vorstellen konnte«[2]. Er wollte das Kloster erst wieder verlassen, wenn vollkommene Erleuchtung über ihn gekommen wäre. Doch schon im ersten Gespräch mit dem Leiter des Klosters schwante ihm, dass er auf dem falschen Trip war. Denn der alte Mann teilte ihm unmissverständlich mit: »Wenn du an das Ende des Weges kommst und vollkommene Einsicht findest, wirst du sehen, dass Erleuchtung ein Witz ist.«

Das Leben im Kloster war hart. Aufstehen morgens früh um drei, Bettruhe abends um elf. Und dazwischen viel Garten-

---

[2] Van de Wetering, Janwillem, »Der leere Spiegel. Erfahrungen in einem japanischen Zen-Kloster«, Reinbek 2014

arbeit und Meditation, und beides tat weh. Vor der ersten Meditationssitzung forderte man Janwillem auf, in den Lotossitz zu gehen: linker Fuß auf rechtem Oberschenkel, rechter Fuß auf linkem Oberschenkel, mit durchgedrückter Wirbelsäule, Ohren und Schultern auf einer Linie. Es klappte nicht, die Dehnungsschmerzen waren zu groß. Als Janwillem fragte, warum er nicht einfach auf einem Stuhl meditieren könnte, erntete er harsche Ablehnung: »Bist du ein alter Mann? Oder Invalide?« Man belehrte ihn, dass der in sich ruhende Lotossitz, bei dem die Muskeln gleichsam inaktiv und gedehnt sind, wesentlich zum Gelingen der Übung beiträgt. Denn: »Es ist unmöglich, Dinge zu gestalten, wenn man nicht selbst in Ordnung ist.« Außerdem schlafe man im Lotossitz nicht so schnell ein, und wenn, kippe man nicht so schnell um. Von unserem Exkurs über den propriozeptiven Sinn wissen wir, dass die Rezeptoren in den gedehnten Muskeln und Sehnen entsprechende Signale an das Gehirn senden, sodass von dort der Befehl zur Entspannung der Muskulatur kommt. Mit der Folge, dass der Muskeltonus sinkt und der propriozeptive Sinn zur Ruhe kommt, was eine Grundvoraussetzung für das Erleben von Leere ist. Der Lotossitz schafft vermutlich also auch neurophysiologische Voraussetzungen für das Leere-Erleben während der Meditation.

Janwillem verspürte allerdings bei seinen ersten Meditationssitzungen keine Leere, sondern Schmerz. Es dauerte mehrere Wochen, bis er längere Zeit im Lotossitz verharren konnte. Dann bekam er von seinem Lehrer das erste *Koan*, eine Art Rätsel, in das sich der Meditierende versenken soll. Das Entscheidende an diesen Rätseln ist allerdings, dass sie sich nicht durch logischen Verstand, mithin nicht durch zielorientiertes Denken lösen lassen.

Ein typisches Koan lautet beispielsweise: »Jeder kennt das Geräusch von zwei klatschenden Händen. Wie klingt *eine* klatschende Hand?« Oder: »Zeig mir das Gesicht, das du hattest, bevor deine Eltern geboren wurden, zeig mir dein ursprüngliches Gesicht.« Anfangs versuchen die meisten Zen-Schüler noch, ihr Koan rational zu bewältigen, doch wenn sie dann ihre Lösung dem Meister vorlegen, wird sie als untauglich verworfen. Denn der eigentliche Sinn der Koans, ihre wesentliche Funktion, erschließt sich nur intuitiv, ohne logisches Reflektieren. Das Ziel der Koan-Praxis ist die Erkenntnis der Nichtzweiheit. Der Meditierende soll die Illusion verlieren, dass die Dinge sich unterscheiden und das Ich eine eigene, von der Welt abgrenzbare Existenz besitzt. Man fühlt sich dabei unweigerlich an Ian Waterman erinnert, den Mann ohne Propriozeption, der von dem Gefühl berichtete, sich verloren zu haben. Offenbar geht es bei der Zen-Meditation genau um dieses Erlebnis des Sich-selbst-Verlierens, und dabei spielt das Herunterregulieren des propriozeptiven Sinns eine Schlüsselrolle, nur dass es eben, anders als bei Ian, kontrolliert geschieht.

In der Meditation trainieren wir die innerkörperliche Wahrnehmung so weit herunter, dass wir keine Grenze mehr zwischen uns und der Welt verspüren. Dazu passt, dass japanische Forscher bei Meditierenden einen Rückgang der Aktivitäten in der posterioren Insula gefunden haben, wo die propriozeptiven Signale zusammenlaufen. Die Aktivitäten des Thalamus als »Tor zum Bewusstsein« werden ebenfalls zurückgefahren, während die in der anterioren Insula und im anterioren cingulären Cortex deutlich zunehmen. Diese Areale bilden das *Salience Network*, was man etwa mit »Blickfang-Netzwerk« übersetzen könnte. Es dient dazu, unter vorhandenen Sinnesreizen diejenigen zu identifizieren, die am wichtigsten sind. Die Gehirne von Meditierenden sind also in besonderem Maße befähigt, einerseits die Reizflut einzudämmen und andererseits intensiv – aber ohne Konzentration und Ausrichtung auf zielgerichtetes Handeln – wahrzunehmen, was wichtig ist. Wobei »wichtig« nicht heißt, dass es persönliche Bedeutung hat, denn dann wäre es nur eine Variante des Tagträumens, weit entfernt von der Leere. Und eine weitere entscheidende Voraussetzung für das Leere-Erleben ist, dass rund um das Salience Network jene großflächige, durch Alpha-Wellen präsentierte Hemmung im Gehirn stattfindet, von der wir vorher gesprochen haben.

Janwillem allerdings hatte mit alldem große Probleme. Was vor allem daran lag, dass er von der Meditation etwas erwartete, was er, der in der Hippie-Bewegung groß geworden war, glaubte, von ihr erwarten zu können. Solche Dinge wie Erleuchtung und transzendentales Bewusstsein.

Nach einigen Monaten intensiver Meditationsübungen erlebte der Schriftsteller während der Gartenarbeit einen furiosen Moment der Ekstase. Auf einmal fand er alles nur noch schön: die Goldfische im Tümpel, einen Hundehaufen, einen Mülleimer. »Während ich mich in den Formen und Farben um mich herum verlor, schien ich Abstand zu gewinnen«, erzählt er, »ein Erlebnis, das ich schon früher nach dem Genuss von Haschisch gehabt hatte.« Nur, dass dieses Kloster-High noch befriedigender war, weil er eine glückliche Stille dabei empfand. Der Zen-Schüler erzählte seinem Meister davon – und erntete dafür noch nicht einmal ein stummes Nicken. Der alte Mann fand es normal, dass Moos, Abfalleimer und Goldfische visuell interessant sind. Eine Binsenweisheit, die man gerade im Zen nicht weiter beleuchten muss.

Anstatt auf die Fortschritte infolge seines Meditationstrainings zu warten, hätte Janwillem einfach nur meditieren und seine Arbeiten im Kloster verrichten sollen, doch das gelang ihm nur selten. Neben den Schmerzen gesellten sich im Lotossitz auch noch Hämorrhoiden hinzu, er zählte jedes Mal die Minuten, bis die Meditationstortur endlich vorbei war. Hin und wieder wurde es erträglicher, und es fühlte sich tatsächlich so an, als ob sich in seinem Bewusstsein etwas geändert und er die Fesseln des Ichs abgestreift hätte. Das passierte immer dann, wenn er sich zum Meditieren hinsetzte, überzeugt davon, dass nichts dabei herauskommen würde und alles Bemühen sinnlos wäre. Doch dass in dieser »Verlierer-Haltung« ein wichtiger Motor der Zen-Meditation steckt, sollte der holländische Schriftsteller erst später verstehen. Stattdessen mobilisierte er sämtliche Willenskräfte und entschied, sich für drei Tage und Nächte in seiner Kammer einzuschließen, zum Meditieren. Er scheiterte, nach nur einem halben Tag war das Experiment beendet. Und sein Klosteraufenthalt dauerte nur anderthalb anstatt der geplanten drei Jahre. Er näherte sich der Leere, doch erreichen konnte er sie nicht.

Vom Sitzschlaf zur echten Versenkung

Wie weit bei Meditierenden Anspruch und Wirklichkeit auseinanderdriften können, habe ich selbst erlebt, als ich noch an der Universität München arbeitete. Wir untersuchten per EEG, was in den Hirnen von meditierenden Menschen vor sich geht. Wobei sich unsere Probanden nicht in der Zen-Technik, sondern in der Transzendentalen Meditation von Maharishi Mahesh Yogi übten. Sie sollten uns mit einer Handbewegung anzeigen, wenn sie den Zustand der meditativen Versenkung erreicht hatten. Manche schafften das, doch viele auch nicht – weil sie schlichtweg eingeschlafen waren. Und selbst bei denen, die das Handzeichen gaben, zeigten sich wenig später die schlaftypischen langsamen Wellen im EEG. Sie hatten lediglich etwas gemacht, was wir alle jeden Abend machen, nämlich sich in den Schlaf versetzt. Nur mit dem Unterschied, dass sie das auch im Lotossitz schafften.

Später in Tübingen untersuchten wir die Hirnarbeit von erfahrenen Zen-Mönchen – und da erzielten wir ganz andere Ergebnisse. Je länger die Mönche meditierten, desto stärker zeigten sich in ihrem EEG Alpha- und Theta-Wellen, also

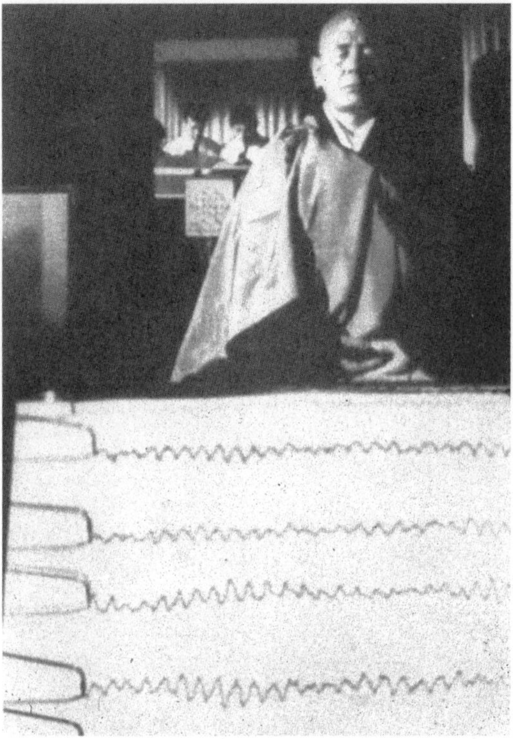

Ein Zen-Mönch bei der Meditation. Darunter das EEG mit dominierenden langsamen Alpha- und schnellen Theta-Wellen.

jene Aktivitätsmuster, die normalerweise auftreten, wenn wir einschlafen, aber nicht mehr, wenn wir bereits schlafen. Offenbar gelang es also den Zen-Meditierenden, diesen dämmrigen Wachzustand zu »retten«, ihn also zu konservieren, ohne anschließend vom Schlaf übermannt zu werden. Und das lag wesentlich daran, dass sich ihr Gehirn in einem Zustand der erhöhten, aber unausgerichteten Aufmerksamkeit befand. Dazu gehört, dass alle Sinne – mit Ausnahme des propriozeptiven

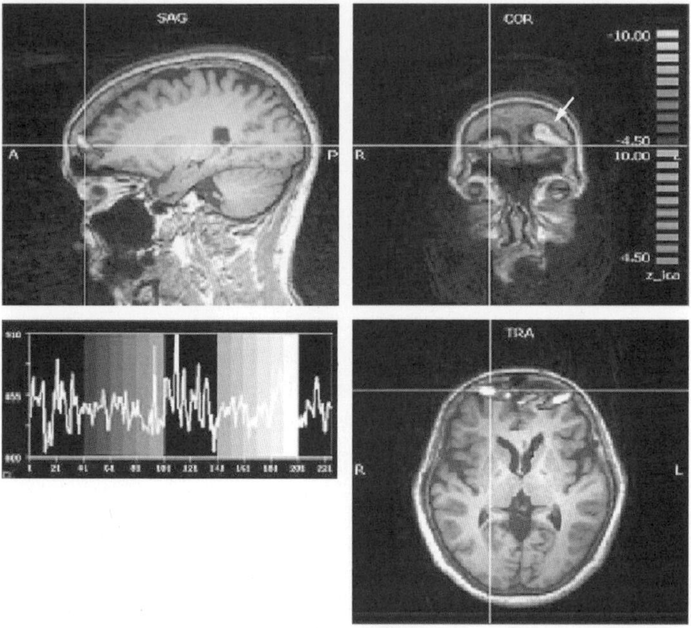

Funktionelles Kernspintomogramm (fMRT) während der Meditation eines Zen-Meisters: Die weißen Flecken im oberen Bereich zeigen an, dass die präfrontalen Hirnareale (hier Areal 10) stark deaktiviert sind, wenn der Proband angibt, den Höhepunkt der meditativen Versenkung erreicht zu haben (links unten: helle Phase). Oben links: Seitenansicht; oben rechts: frontale Ansicht von der Stirnseite; unten rechts: Transversalschnitt, Blick von oben auf das Gehirn.

Sinns – auf Hochtouren laufen. Die Meditierenden hören, sehen, fühlen, schmecken und riechen besonders intensiv, ohne aber auf ein bestimmtes Objekt fokussiert oder auch nur an ihm interessiert zu sein (»absolute seeing, hearing and cognition«). Ein Zen-Meister sagte einmal: »In der tiefsten Versenkung sind alle Eindrücke durch die fünf Sinne präsent, lösen aber keine innere Gedankenaktivität aus.«

Dies passt zu den Befunden, die wir mittels bildgebender

Verfahren bei Meditierenden gewonnen haben. Demnach werden die hinteren, wahrnehmenden Areale des Gehirns in der Meditation von seinen vorderen, exekutiven isoliert. Die Sinnesareale im hinteren Teil des Gehirns sind zwar hochaktiv, doch ihre Daten werden nicht von den Bedeutungsarealen im vorderen (präfrontalen) Teil der Großhirnrinde erfasst. Meditierende nehmen also die Welt überaus achtsam in sich auf, doch sie erfährt bei ihnen keine Bedeutung, sie motiviert nicht zu Handlung und Kontrolle: Die Dinge bleiben bedeutungs*leer*.

Der amerikanische Hirnforscher Andrew Newberg fand zudem bei Zen-Meditierenden bemerkenswerte Aktivitäten im oberen Parietallappen, dem Lobus parietalis superior. Dieses Areal erstreckt sich vom mittleren bis zum hinteren Teil der Großhirnrinde. Newberg bezeichnet es gerne als »Orientierungsfeld«, weil es dafür sorgt, dass sich das Individuum im Raum zurechtfindet, und dafür erzeugt es eine klare und konstante Wahrnehmung unseres Selbst im Raum. Es wirkt also ähnlich wie die hintere Insula als Unterscheider zwischen Ich und Nicht-Ich. Bei der Meditation fährt nun, wie Newberg beobachten konnte, dieses Orientierungsfeld zunächst hoch und dann plötzlich, wenn die meditative Versenkung ihren Höhepunkt hat, nach unten.[3]

Eine mögliche Erklärung: Die Sinneszentren im hinteren Hirnbereich werden nicht nur von den Bedeutungs- und Kontrollarealen im Vorderhirn, sondern auch vom Parietallappen abgekoppelt. Das Orientierungsareal erhält also keine Informationen mehr, und damit liegen mit der hinteren Insel und dem Parietallappen gleich zwei wichtige Funktionseinheiten auf dem Trockenen, die sonst für unsere Selbstwahrnehmung sorgen. »Dadurch bleibt unserem Gehirn keine andere Wahl«, folgert Newberg, »als die Wahrnehmung für real zu halten,

---

[3] Newberg, A. u.a., »Der gedachte Gott. Wie Glaube im Gehirn entsteht«, München 2003

dass das Selbst endlos und auf das engste mit allem verbunden ist, was der Geist erfasst.« Der Bedeutungslosigkeit aller Sinneseindrücke gesellt sich also die Auflösung des Ichs hinzu. Kann man sich noch mehr Leere vorstellen?

Offenbar müssen jedoch für ein vollkommenes Leere-Erlebnis in der Meditation bestimmte Voraussetzungen erfüllt sein. So konnten wir bei den Maharishi-Anhängern wie gesagt nichts anderes feststellen, als dass sie sich zielsicher in den sitzenden Schlaf meditiert hatten. Die asiatischen Zen-Mönche hingegen schafften es, ihre Hirnaktivitäten so zu regulieren, dass man sie weder dem Schlaf noch der alltäglichen Wachheit zuordnen konnte. Ich hielt daher deren Art der Meditation zunächst für die effektivere. Dann untersuchten wir jedoch die Hirnaktivitäten von James Austin, einem prominenten Zen-Vertreter aus den USA. Er ist seit 1974 praktizierender Zen-Buddhist und zudem Neurologe, weswegen er vor unseren Tests im Hirn-Scan keine Angst haben sollte. Doch als er uns anzeigte, dass er tief in seiner Meditation versunken war, sahen wir im Hirn-Scan nichts von dem, was wir gerade beschrieben haben. Die Trennung der vorderen von den hinteren Hirnarealen, das Abkoppeln der Sinneswahrnehmungen von den Arealen, in denen Bedeutung und Ich konstituiert werden – es gelang ihm einfach nicht. Und das, obwohl er sein »Meditationshandwerk« bei Kobori Nanrei Sōhaku gelernt hatte, einem weltweit bekannten Zen-Meister.

Wir können nur spekulieren, warum Austin nicht die typischen Hirnaktivitäten der Meditation erzeugen konnte. Genauso, wie wir letzten Endes nur spekulieren können, was in den Köpfen der Mönche vorging, als sie ebendieses Muster erzeugten. Denn trotz aller modernen bildgebenden Verfahren können wir bis heute dem Gehirn nicht beim Denken zusehen. Die bunten Bilder aus dem Kernspin zeigen lediglich den Blutfluss im Gehirn und die Aktivierungen und Verbindungen einzelner Areale, man kann daraus aber nicht auf konkrete Inhalte und Emotionen schließen. Aber wenn wir Janwillems Erfahrungen – der holländische Schriftsteller scheiterte wohl in erster Linie an seinen überzogenen Erwartungen – hinzuziehen, ahnen wir, worin Austins Problem bestand. Als Neurologe hatte er zwar sicher keine Angst vor der Kernspinanlage, sein Defense-System dürfte ihn also in dieser Hinsicht weitgehend in Ruhe gelassen haben. Aber er beschäftigt sich schon lange mit der Auflösung des Selbst in der Zen-Meditation, hat dazu als Neurologe auch eigene Untersuchungen durchgeführt. Man kann sich also vorstellen, dass er es uns »zeigen« wollte. Während sich die asiatischen Mönche unserem Kernspin aussetzten wie allen anderen Situationen – nämlich unvoreingenommen und erwartungslos -, verfolgte Austin wahrscheinlich ein Ziel, nämlich an sich selbst seine eigene These beweisen zu wollen. Für das Hineinfinden in die Sinn- und Bedeutungslosigkeit der Leere sind das denkbar schlechte Voraussetzungen.

Dass Leere-Erlebnisse weniger von der Art des Meditierens als von den meditierenden Personen und ihren Einstellungen abhängen, zeigt auch eine Studie, die Newberg mit dem Psychiater Eugene d'Aquili durchgeführt hat. Darin untersuchten die beiden Forscher die Hirnaktivitäten von christlichen Nonnen beim Gebet. Wie bei den Zen-Mönchen nahm auch bei ihnen die Aktivität des Parietallappens zunächst zu, um dann im Laufe des Gebets deutlich abzusacken. Nur ihre Schilderung des Erlebten hörte sich anders an. Während nämlich Zen-Mönche in der Regel Allegorien dafür verwenden, wie die abgrenzbaren Dinge einschließlich des abgrenzbaren Ichs verlorengehen, sprachen die Nonnen von einem Gefühl »der Nähe zu Gott« und ihrer »Verschmelzung« mit ihm. Dabei handelt es sich jedoch nur um nachträgliche Interpretationen. Die Gehirnaktivitäten der Nonnen beim Beten unterschieden sich hingegen kaum von denen der Zen-Buddhisten.

Was ist der evolutionäre Sinn von Leere?

Auch in anderen Religionen wird immer wieder gefordert, dass Ich abzustreifen, um dadurch eine innige Nähe zu Gott aufzubauen. So wird in der jüdischen Mystik ausdrücklich die »Auslöschung des Egos« thematisiert, und im zweiten Jahrhundert n.Chr. fordert Rabbi Eleazar: »Stelle dich dir als Nichts vor und vergiss dich vollkommen, während du betest.« Die griechisch-orthodoxen Mystiker sprechen vom »Hesychia«, dem inneren Schweigen, das ein Gefühl der Einheit mit allen Dingen herstellt. Und die islamischen Sufis kennen das »Fana«, das man am besten mit *Ent-Werden* übersetzt. Das Ziel ist dabei, durch selbstdisziplinierende und asketische Maßnahmen wie Fasten, Nachtwachen und dem unendlichen Zitieren von Koran-Versen das Ich so weit zurückzudrängen, dass an seiner Stelle das Göttliche einziehen kann.

Die Auflösung bzw. das Entleeren des Ichs bildet also die Grundlage vieler Religionen. Jedoch nur, um an die Stelle des verlorenen Ichs das Göttliche zu setzen. Einzig der Zen-Buddhismus beschränkt sich darauf, die Leere hinzunehmen und auszuloten, ohne sie gleich wieder durch etwas Göttliches aufzufüllen. Man kann darüber streiten, ob dies nun besonders konsequent zu Ende gedacht ist, oder ob die anderen Religionen noch einen Schritt weiter gegangen sind, indem sie die Leere als Zwischenstadium und Voraussetzung für die göttliche Offenbarung begreifen. In jedem Fall kann man Leere als Voraussetzung für die mystisch-religiöse Erfahrung der absoluten Verbundenheit mit Gott, der Natur oder den Menschen bezeichnen. Doch das bedeutet nicht, dass darin auch ihr *Sinn* besteht. Das wäre ungefähr so, als wenn man den Zweck der Sonne darin sähe, auf der Erde für Licht zu sorgen. Man muss vielmehr fragen, warum das Gehirn im Laufe seiner Evolution die Liebe zur Leere entwickelt und beibehalten hat.

Das prinzipielle Funktionsmuster der Evolution lautet: Es werden nur die Anpassungen begünstigt, die einen konkreten Überlebensvorteil bringen. Umgekehrt werden Veränderungen, die diesen Vorteil nicht bieten, ausselektiert: Sie verschwinden. Die Tendenz des Gehirns zur Leere besteht jedoch fort, also muss sie irgendwie zum Bestand der Menschheit beigetragen haben. Doch worin besteht ihr konkreter Überlebensvorteil? Wenn ich als Urmensch dem Höhlenbär gegenüberstehe und dessen feindliche Bedeutung für mich ausblende, ist dies ja sogar ausgesprochen kontraproduktiv für den Arterhalt. Und wenn mein Ich ausgelöscht und meine Logik gleich mit untergegangen ist, kann man mit mir auch keine Probleme lösen und beispielsweise eine Strategie gegen Hungersnöte oder Feinde entwickeln.

Für Nietzsche war klar, worin der überlebenstechnische Sinn von Leere besteht: Ohne sie würden wir innerlich veröden. Leere sei mit ihrer »Selbstvergessenheit und Überschreitung« der notwendige »dionysische Rausch«, ohne dessen glühende Kraft das Leben »leichenfarbig und gespenstisch« wäre. Das mag – psychologisch und philosophisch betrachtet – stimmen, aber evolutionär spielt es wohl eher eine Nebenrolle. Denn es gibt genug Menschen, die überleben und sich vermehren, ohne jemals den Rausch des Selbst-Vergessens erlebt zu haben. Der gute Schlaf reicht ihnen für die körperliche und psychische Regeneration völlig aus, sie mögen zwar ein »leichenfarbiges und gespenstisches« Leben führen, doch immerhin ist es ein Leben, das sich zu erhalten und fortzupflanzen weiß.

Aus Sicht der Evolution greift da eher die Hypothese, die Newberg und d'Aquili aufgestellt haben. Demnach hat sich die Leere-Neigung des Gehirns im Zusammenhang mit Paarung und Sexualität entwickelt. Denn der Mensch ist ein Wesen mit einem überaus ausgeprägten Ich-Bewusstsein, das ihm erlaubt, sich seiner Gefühle bewusst zu werden, sie zu bewerten und gegebenenfalls zu modulieren. Doch um seine Art am Leben zu erhalten, muss er sich auch fortpflanzen, und dazu muss er zumindest kurzfristig aus seinem Ich-Kokon heraustreten und mit einer anderen Person zu einer Einheit verschmelzen. Aus dem Ich muss kurzfristig ein Wir werden, und das klappt natürlich besser, wenn man den Untergang des Ichs als sehr positiv erlebt – und deshalb liebt unser Gehirn, Newberg und d'Aquili zufolge, die Leere.

Es sei deshalb, wie Newberg und d'Aquili ausführen, »kein Zufall, dass in der Liebe wie in der religiösen Mystik dieselbe Sprache mit den gleichen aufschlussreichen Begriffen verwendet wird«. So etwa Freude, Verzückung, Ekstase, Glückseligkeit und Hingabe. In gewissem Sinne könnte die mystische Erfahrung also ein zufälliges Nebenprodukt der Sexualität sein. Sie ist das Ursprungsgefühl, das ich aber eben auch durch Meditation erreichen kann.

Bleibt festzuhalten, dass diese Hypothese zwar schlüssig klingt, letzten Endes aber spekulativ ist. Ob mystische Erfahrungen ein Nebenprodukt der Sexualität sind, lässt sich nicht mehr nachweisen. Aber dass Sexualität und Leere viel gemeinsam haben, ist nicht zu leugnen.

Kapitel 8

Lust an Leere: Was Sex, Religion und Epilepsie gemeinsam haben

Macht Sex unfrei und dumm? Nietzsche argwöhnte: »Grad und Art der Geschlechtlichkeit eines Menschen reichen bis in den letzten Gipfel seines Geistes hinauf.« Wir sollten uns also nicht allzu viel auf die Unabhängigkeit unseres Geistes einbilden, denn der Sex zieht an seinen Strippen. Sigmund Freud übernahm später diesen Gedanken für sein Schichtenmodell der Psyche, wonach das Ich zwischen moralischem Über-Ich und triebhaftem Es aufgerieben wird. Das gilt mittlerweile als überholt, doch für die These, wonach Sexualität uns im wahrsten Sinne um den Verstand bringt, gibt es auch naturwissenschaftliche Belege.

So beobachtete man am Universitätsklinikum in Genf per funktioneller Magnetresonanztomographie (fMRT) die Vorgänge im Gehirn von Frauen mit starker und schwacher Libido, während man ihnen Erotikfilme vorspielte.[1] Das Ergebnis: Bei den sexuell zurückhaltenden Probandinnen (geringe subjektive Lust, wenig Verkehr) fand man eine stärkere Aktivierung in den frontalen Bereichen, die für aufmerksames Betrachten und höhere geistige Funktionen wie etwa Selbstkontrolle zuständig sind. Bei den Probandinnen mit starker Libido hingegen wurden diese Bereiche zugunsten der tieferen »Begierde-Zentren« des Gehirns zurückgefahren.

»Man kann nicht zur selben Zeit weise und verliebt sein«, meinte Bob Dylan, und das erfahren ja auch seit jeher Studen-

---

[1] Bianchi-Demicheli, F. u.a., J Sex Med. 8(9); 2011

ten und Schüler, wenn sie für eine Prüfung pauken: Lernen und Begehren passen nicht zusammen. Am Ende kann sogar, wie diverse Studien belegen, der komplette IQ in den Keller gehen.

Letzteres ist auch deshalb naheliegend, weil – wie wir in den Ausführungen zum »mind wandering« (Tagträumen) gesehen haben – derjenige, der in Gedanken immer wieder beim Sex landet, weder Herr seiner selbst noch zur gezielten Lösung von Problemen fähig ist. Und für ein ruhiges, diskursives, objektiv-interesseloses Betrachten und Beurteilen der Welt ist da auch kein Platz. Wir haben in einer Studie die Hirnaktivitäten von »unsterblich verliebten« und nicht verliebten Medizinstudenten miteinander verglichen, und zwar in Ruhe, beim Lösen einer Denkaufgabe, und während sie sich eine geliebte Person (bei den Nicht-Verliebten deren letzte Liaison) vorstellen sollten. In Ruhe und beim Problemlösen konnten wir keine Unterschiede feststellen. Doch sobald die Probanden an ihre verflossene oder aktuelle große Liebe dachten, stürzte bei den frisch Verliebten die Komplexität der Hirnwellen in den Keller. Sie waren nun ebenso einfach wie leicht vorhersagbar, und dies galt vermutlich auch für ihre Gedanken.

Jetzt könnte man die einfachen Hirnwellenmuster der Verliebten als ein Hindriften zur Leere interpretieren, denn offenbar geht den Betroffenen in diesem Zustand nur noch wenig durch den Kopf. Doch in anderen Studien zeigten sie ähnliche hormonelle Veränderungen und auch ähnliche Verhaltensweisen wie Menschen mit einer Zwangsstörung, und das fortwährende Kreisen der Gedanken um eine bestimmte Sache ist nun mal das genaue Gegenteil von Leere. Wer an seine große Liebe denkt wie der Waschzwangserkrankte an seine Körperhygiene, ist weit entfernt von der entspannten Aufmerksamkeit, wie sie beispielsweise bei Meditierenden beobachtet wird. Wir könnten also an dieser Stelle die Sexualität als Quelle der Leere abhaken – wenn da nicht der sexuelle Akt und sein Höhepunkt selbst wären.

Liebe macht blind

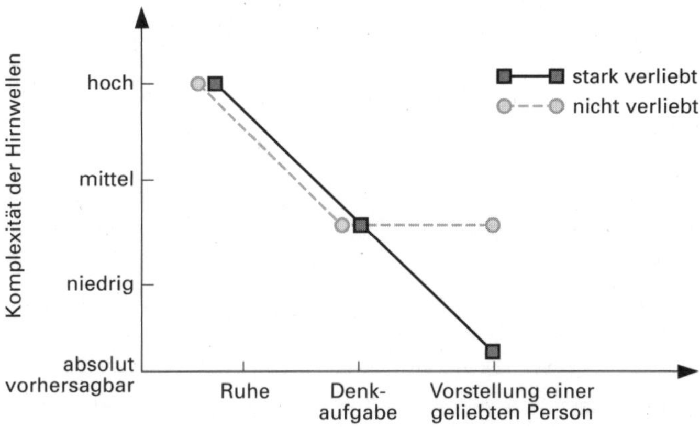

Die Graphik zeigt die elektrischen Hirnaktivitäten von verliebten und nicht-verliebten Studenten. Während beide Gruppen in Ruhe und beim konzentrierten Problemlösen noch ein ähnliches Hirnwellenmuster aufweisen, geht dessen Komplexität bei den Frisch-Verliebten deutlich zurück, wenn sie an die betreffende Person denken. Ein deutlicher Hinweis für einen Abfall des vernetzten Denkens: Die Verliebten haben wirklich nur noch ihre Romanze im Kopf.

Mit der Zahnbürste zum Orgasmus

Man schraubt die Tube auf und drückt etwas Zahncreme auf die Bürste. Anschließend öffnet man den Mund, um die Bürste in kreisenden Bewegungen über die Zähne zu führen. Man merkt, wie der Speichel sich mit der Creme vermischt. Dadurch entsteht ein Gleitfilm, auf dem die Bürste besser ihrer Reinigungsarbeit nachgehen kann. Nach ein bis zwei Minuten ist alles vorbei. Man nimmt die Bürste aus dem Mund und spült mit etwas Wasser nach. Fertig.

Zähneputzen gehört zu den Ritualen unserer täglichen Hygiene, so ähnlich wie Waschen, Naseputzen und das Abwischen des Pos. Die sexuelle Erregung hält sich dabei normalerweise in Grenzen, und man muss schon die Phantasie eines Psychoanalytikers haben, um das Einführen der Bürste und das Entstehen des Zahncreme-Speichel-Gleitfilms als sexuell erregend zu empfinden. Doch bei Emily, einer jungen Frau aus Taiwan, war das anders.

Sie war 22 Jahre alt, als man ihr wegen einer schweren Erkrankung die Gebärmutter entfernte. Der Eingriff verlief unproblematisch, es kam zu keinen Komplikationen. Sieht man davon ab, dass die Patientin fortan weder beim Sex noch beim Masturbieren einen Höhepunkt erleben konnte. Doch irgendwann fand ihr Gehirn einen anderen Weg zum Orgasmus.

Mit 24 Jahren erlebte Emily beim Rubbeln ihrer Zähne plötzlich eine sexuelle Erregung, und wenig später wurde sie von den typischen Muskelkontraktionen des Orgasmus erfasst. Sie hielt es zunächst für eine Art »Versehen«, doch die Höhepunkte beim Zähneputzen kamen immer wieder. Durchschnittlich zwei Mal pro Woche! Und dabei fiel sie manchmal sogar in Ohnmacht, sodass sie schmerzhaft vom Hocker stürzte. Die junge Frau schämte sich, sie hielt sich für pervers und besessen, sodass sie fünf Jahre lang wartete, bis sie endlich einen Arzt aufsuchte.

Der Mediziner schickte sie zum Chang Gung Memorial Hospital in Kaohsiung, der zweitgrößten Stadt Taiwans. Dort weckte der Fall das Interesse der Neurologen.[2] Sie wollten zunächst abgrenzen, was genau die Orgasmen auslöste. Also reizten sie die Zähne und das Zahnfleisch der Frau mit Ess-Stäbchen, wie sie in der chinesischen Küche üblich sind. Nichts, keine Reaktion. Als Nächstes ließ man sie lediglich Zahnpasta riechen und schmecken. Wieder nichts. Dann bat man die Frau, ihre rechte Hand im Rhythmus des Zähneputzens zu bewegen, weil man dachte, dass dieser Rhythmus die Orgasmen auslösen könnte – doch Emily zeigte immer noch keine Reaktion. Nur das komplette Procedere des Zähneputzens führte sie zum Höhepunkt.

Die Forscher untersuchten das Gehirn der Frau per Photonen-Emissionscomputertomographie (SPECT) und Magnetresonanz (MRT). Dabei fanden sie einen unterentwickelten Bereich im rechten Temporallappen sowie einen deutlich atrophierten Hippocampus. Es gelang den Medizinern auch, zwei Mal ein EEG der Frau zu schreiben, während sie beim Zähneputzen zum Orgasmus kam – und dabei zeigten sich die typischen Hirnstromkurven (»Spikes«) für das überbordende Neuronenfeuer eines epileptischen Anfalls. Für die Forscher schien klar: Die Frau litt unter der sogenannten Temporallappenepilepsie. Dass diese sich manchmal in spontanen Orgasmen entlädt, ist schon länger bekannt. Das Problem im vorliegenden Fall war jedoch: Emily hatte weder eine dazu passende Familiengeschichte noch irgendwelche Unfälle, Vergiftungen oder Erkrankungen gehabt, die ihre epileptischen Anfälle erklären konnten. Und auch aus dem typischen Alter für die Temporallappenepilepsie – nämlich zwischen fünf und zehn Jahren – war sie längst heraus. Ganz zu schweigen davon, dass man nicht erklären konnte, weswegen sie ihre Anfälle nur beim Zähneputzen bekam. Nicht beim

---

2 Chang Y.C. u.a., Seizure; 13(3); 2004

Alkoholverzehr, TV-Konsum, Disko-Besuch oder Autofahren, und auch nicht unter Angst, Aufregung, Freude oder Traurigkeit. Sondern nur beim trivialen Zähneputzen, und dabei werden normalerweise nicht die neuronalen Erregungspotentiale erreicht, um einen Anfall zu provozieren.

Trotz dieser Unsicherheiten verordnete man Emily das Anti-Epileptikum Carbamazepin. Es half nicht. Also kombinierte man es mit Valproat, einem anderen Anti-Epileptikum, weil es das Feuern der Neuronen auf mehreren Wegen unterdrückt, indem es beispielsweise auch die Wirkung des hemmenden Neurotransmitters GABA verstärkt. Daraufhin dauerte es zwar beim Putzen etwas länger, bis der Orgasmus kam, doch ansonsten blieb alles beim Alten. Was die taiwanischen Neurologen in ihrem Fallbericht zu der Formulierung veranlasste: »Epilepsie und Sex sind in vielerlei Hinsicht ähnlich.« Dies erkenne man auch daran, dass ein Orgasmus mit epileptischen EEG-Mustern in der Tiefe des Temporallappens und des Hippocampus einhergehe. Was die Therapie anging, verhielten sich die Neurologen nunmehr pragmatisch. Man riet der Frau, ihre Zahnputzprozedur deutlich zu verkürzen und stattdessen auf eine keimhemmende Spüllösung zu setzen. Die Frau hat jetzt keine Orgasmen mehr beim Zähneputzen – es sei denn, dass sie es wirklich will.

Sex macht frei – auch von Gefühlen

Was geht nun konkret im Kopf vor, das den Sex in die Nähe der Epilepsie rückt? Zum Beantworten dieser Frage müssen wir uns den Verlauf einer sexuellen Aktion, von der Erregung über den Koitus oder die Masturbation bis zum Orgasmus, näher anschauen.

Die amerikanischen Physiologen Dean Dluzen und Victor Raminez entdeckten bei männlichen Ratten einen Anstieg des Dopaminpegels um 90 Prozent, wenn man ihnen ein paarungsbereites Weibchen in den Käfig setzte.[3] Ein solcher Anstieg ist ein deutliches Zeichen für »Wollen« und eben auch für die Begierde, denn Dopamin ist der Überträgerstoff, der von den Lustzentren des Gehirns genutzt wird, wie etwa vom Hypothalamus und inneren Kern des Nucleus accumbens. Als die Nager mit der Kopulation begannen, legte der Wert gerade noch mal zehn Prozent zu, um dann am Ende wieder abzuflachen. Was verdeutlicht, dass Dopamin und die mit ihm verzahnten Hirnareale im Wesentlichen die Lust *auf* den Akt, nicht die Lust *beim* Akt vermitteln. Studien am Menschen bestätigen diesen Mechanismus. So fand man bei Probanden, denen man einen Sexfilm vorspielte, eine heftige Aktivierung der dopaminergen Hirnareale, die jedoch nicht von langer Dauer war. Der sexuelle Reiz führt also zu einem heftigen Begierde-Impuls, der jedoch abflacht, sobald das Objekt der Begierde erreicht ist. Während des sexuellen Akts selbst nimmt die Führungsrolle des Dopamins immer mehr ab.

Außerdem geht neben dem Wollen auch die sinnliche Wahrnehmung zurück. Während der Phase des Begehrens und auch während des Vorspiels sind unsere Sinne zwar noch »angespitzt« – vor allem riechen und tasten wir besser als sonst –, doch beim sexuellen Akt selbst sind wir auf das Wesentliche konzentriert. Die Welt um uns herum tritt in den Hintergrund. Man kann also aus sensorischer Sicht den Sex getrost mit den Isolationstanks von Suedfeld vergleichen: Wir tauchen ab ins Sinn-Lose. Wozu auch gehört, dass wir unempfindlicher gegen Schmerzen werden. Nicht wenige Menschen nehmen während des Beischlafs akrobatische Körperhaltungen ein, die ihnen im Alltag unerträglich wären. Andere werden regelrecht blind,

---

[3] Dluzen, D. u.a., Methods of Neurosciences 14; 1993

sehen keine Lichter mehr, selbst wenn sie unmittelbar vor ihnen aufleuchten, und viele verlieren das Gefühl für ihre körperliche Belastbarkeit. In Mexiko starb 2015 ein Paar beim Sex im Whirlpool, weil der schwergewichtige Mann kollabierte und seine Ehefrau unter Wasser drückte. Als man die beiden tot auf dem Boden des Pools fand, hielten sie sich immer noch eng umschlungen in den Armen.

Eine wesentliche Rolle beim »Abschalten« der Welt spielt der Thalamus, das »Tor zum Bewusstsein«. Er schließt seine Pforten, sodass unser Bewusstsein zurückgefahren wird: Wir geraten mehr und mehr in den Zustand der Leere, die schließlich im Orgasmus vollendet wird. Wissenschaftler entdeckten schon in den 1980er Jahren, dass sich beim sexuellen Höhepunkt die rechte Gehirnhälfte von der völlig unbeteiligten Gegenseite abkoppelt und vom Alpha- zum Theta-Wellenmuster wechselt, also jenen Hirnströmen, die sonst im schläfrigen Zustand auftreten. Im Jahr 2003 durchleuchtete der holländische Anatom Gert Holstege per PET (Positronen-Emissions-Tomographie) die Gehirne von Männern, die mit manueller Hilfe ihrer Partnerin zum Samenerguss gebracht wurden.[4] Dabei zeigte sich, dass zwar noch Teile des dopaminergen Systems, wie etwa die Area tegmentalis ventralis und der bereits erwähnte Nucleus accumbens, aktiv waren – doch in der Großhirnrinde herrschte weitgehend metabolische Ebbe. Der Mann schwebt beim Orgasmus körperlich auf einer extrem hohen Erregungswelle, was sich auch in Pulsjagen und hektischer Atmung äußert – doch unter seiner Schädeldecke herrscht genau das Gegenteil davon.

Einige Jahre später gelang es Holstege, zwölf Frauen für ein ähnliches Experiment zu gewinnen. Auch sie lagen im Hirn-Scanner, und ihre Partner bemühten sich, sie durch Stimulation der Klitoris zum Höhepunkt zu bringen. Was zunächst

---

[4] Holstege, G. u.a., The Journal of Neuroscience 23(27); 2003

nicht klappte, weil die Probandinnen in dem unwirtlichen Labor kalte Füße bekamen. Doch nachdem sie Socken übergezogen hatten, schafften sie es zum Höhepunkt. Und dabei zeigte sich ein noch größerer Rückgang in den Großhirnaktivitäten als bei den zuvor vermessenen Männern.

Der linke orbitofrontale Cortex, zuständig für Triebkontrolle und Selbstbeherrschung, regte sich kaum noch, und auch der – für Selbstkontrolle und das soziale Urteilen zuständige – dorsomediale Präfrontalcortex präsentierte sich im Energiesparmodus. Was noch einmal deutlich macht, wie wichtig Loslassen und Selbstvergessenheit für die sexuelle Erfüllung sind. Was aber auf den ersten Blick überraschend anmutet: Auch wichtige Emotionszentren des limbischen Systems, wie etwa die Amygdala, treten beim weiblichen Orgasmus in den Hintergrund, d.h., sie werden weniger aktiv. Weswegen für Holstege feststeht: »Frauen verspüren beim Orgasmus keinerlei emotionale Regung.« Ihr Gehirn ist beim Höhepunkt so leer, dass sie noch nicht einmal mehr fühlen können. Einige Frauen werden sogar kurzzeitig bewusstlos – so ähnlich wie Emily beim Zähneputzen.

Normalerweise erstreben wir eine Sache, weil sie uns positive Gefühle bereitet. Dann kommt es zu einer starken Aktivität in den dopaminergen Zentren des Gehirns, und wir werden von Empfindungen des Wollens, wie etwa Begehren, freudige Erwartung, Antrieb, Aufmerksamkeit, Interessiertheit, Lust, Freude oder Begeisterung getrieben. Doch ausgerechnet beim Orgasmus, der gerne als »das höchste der Gefühle« bezeichnet wird, greift dieser Mechanismus nur wenig oder gar nicht. Denn in ihm herrscht nicht etwa die Fülle des Glücks, sondern das Nichts der Leere. Nicht umsonst bezeichnen die Franzosen den Orgasmus als »la petite mort«, den kleinen Tod. In ihm löst sich unser Bewusstsein völlig von der alltäglichen Realität, bis hin zum Verlust des eigenen Ichs – und der eigenen Geschichte.

Die US-Forscher Paul Abramson und Steven Pinkerton kommen nach der Befragung von 100 männlichen und weiblichen Probanden zu dem Fazit: »Das Erinnerungsvermögen bezüglich der Empfindungen beim Sexakt ist beklagenswert eingeschränkt.«[5] Auch die zeitlichen Abläufe gingen den meisten Menschen völlig verloren, aus fünf Minuten werde in der »Erinnerung« eine halbe Stunde, und die einzelnen Erlebnisse während der Kopulation würden nicht deshalb halbwegs korrekt wiedergegeben, weil man sich konkret erinnere, sondern nur, weil die meisten Paare beim Sex ohnehin immer das Gleiche machten. Laut einer Studie von amerikanischen Notfallmedizinern erleiden fünf – bei über Fünfzigjährigen sogar 23 – von 100.000 Menschen jährlich eine transiente globale Amnesie, also einen umfassenden Gedächtnisverlust, wenn sie zum Orgasmus kommen.[6] Die Patienten verlieren die Orientierung, wissen nicht, was los ist, wo sie sich befinden, und sie stellen verunsichert immer wieder dieselben Fragen.

Aber offenbar liegt in diesem vorübergehenden Ich- und Gedächtnisverlust ein extrem hoher Reiz, für den wir viel zu investieren und auch zu riskieren bereit sind. So versuchen nicht wenige Paare, dem Leere-Erlebnis durch Sauerstoffentzug auf die Sprünge zu helfen. Etwa mit Schlingen, Krawatten oder würgenden Händen um den Hals, oder mit Lachgas, Drogen oder Plastiktüten über dem Kopf. Die American Psychiatric Association geht davon aus, dass durch diese rabiaten »Liebesspiele« zwei Menschen pro einer Million Einwohnern ums Leben kommen, und auch die autoerotische Asphyxie, bei der Masturbierende sich den Sauerstoff entziehen, kann sich zu einer selbstzerstörerischen Sucht entwickeln.

Solche Sexualpraktiken stoßen bei den meisten von uns eher

---

5 Abramson, Paul u.a., »With Pleasure. Thoughts on the Nature of Human Sexuality«, New York/Oxford 1995

6 Maloy, K. u.a., J Emerg Med. 41(3); 2011

auf Unverständnis, denn wir können kaum nachvollziehen, dass jemand für die Steigerung der Orgasmusintensität sein Leben aufs Spiel setzt. Genauso reagieren auch die meisten Eltern von epileptischen Kindern entsetzt, wenn diese mit der Hand hektisch vor ihren Augen auf und ab wedeln, um einen Anfall auszulösen. Und wenn der südafrikanische Sangoma-Medizinmann völlig entrückt um den Krebspatienten herumtanzt, um ihn von seiner Krankheit zu heilen, verdrehen vermutlich nicht nur Ärzte die Augen. Dabei geht es bei all diesen Aktionen um dasselbe: nämlich das Schaffen von Leere, ohne Angst vor den möglichen Folgen.

Bis zum erlösenden Anfall: Von der Epilepsie zur Religion

»Unmittelbar vor dem Anfall erlebe ich ein Glücksgefühl in einer Weise, die im normalen Zustand unvorstellbar ist und von denen andere Leute keine Ahnung haben. Ich fühle mich vollständig in Harmonie mit mir selbst und der ganzen Welt und dieses Gefühl ist so stark und süß, daß man für einige Sekunden dieser Seligkeit zehn Jahre seines Lebens, ja, meinetwegen das ganze Leben hingeben könnte.«

So schrieb es der russische Schriftsteller Fjodor Dostojewski in einem Brief an einen Freund, und der hatte tatsächlich große Probleme, diese Zeilen zu glauben. Denn damals stand genau wie heute für die meisten fest: Epilepsie ist eine schwere Krankheit, die den Patienten krampfend und mit Schaum vor dem Mund zu Boden schleudert und, wie es auch Dostojewski einmal sagte, beim Betrachter »ein entschiedenes und unerträgliches Grauen« hervorruft. Von beglückender Harmonie erscheint dieses Szenario Lichtjahre entfernt.

Tatsächlich jedoch gehört die Epilepsie nicht zu den in Kapitel 10 behandelten »Krankheiten der Leere«, und zwar insofern, als bei ihr die Leere nicht notwendigerweise gefürchtet, sondern oft auch *gesucht* wird. In diversen Internetforen findet ein intensiver Austausch zwischen Epilepsie-Patienten darüber statt, wie man einen Anfall provozieren kann. Beispielsweise durch Unterzuckerung, eine durchwachte Nacht, exzessiven Kaffeekonsum oder erschöpfende Arbeit. Auch das Laufen unter dem Blätterdach eines Waldes oder entlang eines Gartenzauns kann Anfälle provozieren, aufgrund der dabei entstehenden stroboskopartigen Lichteffekte. Einige Forum-User klagen auch darüber, dass ihre Ärzte keinerlei Verständnis für ihr Verhalten hätten. Was allerdings nachvollziehbar ist, da jeder epileptische Anfall ein Unfallrisiko mit sich bringt. Außerdem überfordern solche Krampfanfälle die Stoffwechselkapazitäten vieler Hirnzellen, wodurch etliche von ihnen zugrunde gehen. Die Anzahl der funktionierenden Neuronen reduziert sich mit jedem Anfall deutlich. Nicht umsonst nannte Dostojewski seinen stark autobiographisch gefärbten Roman über den Fürsten Myschkin einfach nur »Der Idiot«. Viele Betroffene wissen freilich um diese Risiken – und trotzdem versuchen sie, bei sich einen Anfall auszulösen.

Die Ursache liegt darin, dass der epileptische Anfall einen ähnlichen dramaturgischen Aufbau wie Sex hat: Er kulminiert in Richtung Leere. Man stellt sich seine Anbahnung in der sogenannten »Aura« am besten so vor, dass die Neuronen immer mehr elektrische Ladung aufbauen, bis es schließlich zu viel wird und über den Krampfanfall eine gewaltige, den betreffenden Menschen überwältigende Entladung erfolgt. So wie beim Orgasmus. Sexualwissenschaftler verwenden gerne den Begriff »Point of no Return«, um die Phase kurz vor der Ejakulation des Mannes zu beschreiben – die Aura kurz vor dem epileptischen Anfall funktioniert ähnlich: In beiden Fällen wird der Mensch unwiderstehlich zur Leere hingezogen.

Treffen die neurologischen Vorgänge der Epilepsie ein Hirnareal hinten im linken Temporallappen, kommt es außerdem oft zu intensiven religiösen Erfahrungen. Zu dieser Erkenntnis gelangte Vilayanur Ramachandran von der University of California, nachdem er Patienten mit sogenannter Temporallappenepilepsie untersucht hatte.[7] Bei dieser Krankheit toben die neuronalen Gewitter vor allem im Schläfenlappen, der anatomisch und funktionell eng mit dem Hippocampus und der Amygdala verschaltet ist. Der amerikanische Neurologe hatte aufgrund dieser Lokalisierung vermutet, dass die Betroffenen auf Reize jeglicher Art besonders intensiv reagieren würden, so wie die taiwanesische Frau, die durchs Zähneputzen zum Orgasmus kommt. Ramachandrans Patienten fokussierten sich jedoch aufs Spirituelle: »Ihre Reaktionen auf andere Kategorien, einschließlich der sexuellen Wörter und Bilder, fiel ungewöhnlich gedämpft im Vergleich zu anderen Versuchspersonen aus.« Stattdessen verkündete etwa einer der Patienten: »Plötzlich ergibt alles einen Sinn.« Und: »Endlich habe ich Einblick in das wahre Wesen des Kosmos.« Andere entdeckten »das Universum in einem Sandkorn« und dass sie »die ganze Unendlichkeit in ihrer Hand halten« würden. Sie hatten also mystische Erlebnisse, in denen das Einzelne – einschließlich des eigenen Ichs – zugunsten eines übergeordneten Ganzen aufgehoben wurde.

Was die Vermutung nahelegt, dass auch viele prominente Personen der Religionsgeschichte von einer Temporallappenepilepsie zu ihren göttlichen Offenbarungen geführt wurden. Wie etwa Moses, Hesekiel, Mohammed, Theresia von Avila oder Paulus, der bei Damaskus eine Lichterscheinung hatte und die Stimme von Jesus hörte. Die Gründerin der Siebten-Tag-Adventisten, die US-Amerikanerin Ellen White, wurde in ihrer Jugend von einem Stein am Kopf getroffen, was bei ihr

[7] Ramachandran, V. u.a., »Die blinde Frau, die sehen kann. Rätselhafte Phänomene unseres Bewusstseins«, Reinbek 2001

immer wieder mit Visionen einhergehende Krämpfe auslöste, und Dostojewski glaubte während seiner Anfälle, Gott berühren zu können. George Fox hatte zwar selbst keine Visionen, doch er war als Rhetoriker so bildhaft und überzeugend, dass er die Mitglieder seiner Gemeinde in ekstatische Verzückung ausbrechen ließ. Man nennt die von ihm im 17. Jahrhundert begründete Religionsgemeinschaft deshalb bis heute »Quäker« (aus dem englischen to quake = zucken, zittern), obwohl ihr formeller Name »Religiöse Gesellschaft der Freunde« lautet. In Sibirien und einigen Regionen Afrikas gibt es noch immer Schamanen, die sich zum Klang schneller Trommeln und Rasseln in Ekstase tanzen, um auf »Seelenreise« in geistige Welten abzutauchen.

Wenn jedoch die eigene Persönlichkeit zugunsten des Göttlichen aufgehoben wird, kann auch der Blick für das Leben und Wohlergehen anderer Menschen verlorengehen. Bei einer Untersuchung an kanadischen Universitätsstudenten gaben sieben Prozent zu, dass sie im Namen Gottes töten würden, wenn sie den Befehl dazu erhielten. Unter den männlichen Studenten, die regelmäßig einmal pro Woche an einem Gottesdienst teilnahmen und außerdem schon religiöse Offenbarungen und epileptische Anfälle erlebt hatten, betrug die Quote der potentiellen Mörder sogar über 44 Prozent. Und Studienleiter Michael Persinger von der Laurentian University in Sudbury könnte sich noch höhere Quoten vorstellen, »wenn man die Probanden nicht an einer Universität, sondern direkt in einer Kirche rekrutieren würde«[8].

Aber für die meisten von uns dürfte der religiöse Fanatismus keine Option für das Erreichen von Leere sein, und auch die Epilepsie verortet die Mehrzahl der Gesunden weit jenseits ihrer selbst. Sie würden wohl eher den sexuellen Höhepunkt als probate Methode für sich empfinden. Doch kommt man

---

[8] Persinger, M. Percept Mot Skills 85(1); 1997

dadurch wirklich auf nennenswerte Phasen der Leere? Laut einer Berechnung von US-Forschern dauert der männliche Orgasmus durchschnittlich 12,2 Sekunden, was in der Summe bedeutet, dass sich ein Mann gerade mal etwas mehr als neun Stunden seines Lebens auf dem Gipfel der sexuellen Lust befindet. Vor dem Hintergrund einer mittlerweile zu erwartenden Lebensspanne von über achtzig Jahren ist das nicht gerade viel. Außerdem wird, wie wir erläutert haben, das männliche Gehirn beim Höhepunkt nicht von so vollständiger Leere erfasst wie das weibliche. Und bei Frauen wiederum ist es so, dass sie insgesamt seltener Orgasmen erleben. Gerade einmal 14 Prozent von ihnen kommen laut einer Studie mit mehr als 4000 Teilnehmerinnen bei sexuellen Kontakten regelmäßig zum Höhepunkt, 32 Prozent hingegen schaffen es nur jedes vierte Mal.[9] Es gibt also gute Gründe, neben dem Sex auch andere lustvolle Strategien zum Erreichen von Leere ins Kalkül zu ziehen. Und dabei lohnt sich auch ein Blick auf die Epilepsie, denn die ist gar nicht so weit entfernt von uns, wie wir glauben.

Mit Pokémon in die Leere

Kinderfernsehen ist ein schwieriges Geschäft, denn man kann immer schwer vorhersagen, was gerade bei den Kids besonders gut ankommt. Doch 1997 landete der japanische Sender *TV Tokyo* einen Volltreffer: Mit der Serie »Pokémon« schaffte man es, fast jedes Kind zwischen neun und zwölf Jahren vor den Fernseher zu locken. In der Comic-Sendung gab es zwar Monster und Bösewichter, doch ansonsten war die Handlung

[9] Bragagna, Elia, gynäkologie + geburtshilfe, 2013/S1

harmlos. Eltern und Pädagogen lehnten sich daher relativ entspannt zurück.

Doch dann wurde im Dezember 1997 eine Episode mit dem Titel »Dennō Senshi Porigon« ausgestrahlt. Die Handlung war wieder harmlos, doch in einer Szene zerstörte das Pokémon Pikachu zwei Raketen mit einem Donnerblitz und einer anschließenden Explosion, die durch ein schnelles Flackern zwischen Rot und Blau auf großer Fläche dargestellt wurde. Das Lichtspektakel dauert insgesamt gerade mal sechs Sekunden – doch die reichten, um bei mehreren Tausend japanischen Kindern einen epileptischen Anfall auszulösen. Knapp 800 wurden deswegen von ihren besorgten Eltern ins Krankhaus gebracht. Dort gab es zwar schnell wieder Entwarnung, doch die Öffentlichkeit war natürlich alarmiert. Die Nachrichtensendungen stürzten sich auf das Ereignis, wobei sie die Flacker-Szene zwecks Erläuterung wiederholten – und wieder Hunderte Kinder in den Anfall schickten.

Was war passiert? Wie sich später herausstellte, hatte zumindest keines der eingewiesenen Kinder irgendeine epileptische Vorgeschichte, und trotzdem wurden sie von einem epileptischen Anfall erfasst. Einige krampften, andere erstarrten und glotzten mit weit aufgerissenen Augen auf den Fernseher, was man als »Absence-Anfall« bezeichnet. Der Grund: Ihr Gehirn hatte sich auf den Flackerrhythmus des Fernsehers eingeschwungen und auf den Theta-Rhythmus umgeschaltet, der nicht nur beim Orgasmus auftritt, sondern von Hirnforschern auch als Twilight-Status bezeichnet wird, weil er zwischen Wachen und Schlafen liegt. Man könnte also sagen, die Kinder wurden durch das TV-Flackern in jene Leere »gebeamt«, die wir auf dem Gipfel der sexuellen Lust oder beim Dösen in der Hängematte empfinden. Beides wird nicht unbedingt als überaus angenehm empfunden, weswegen auch viele der betroffenen Kinder nach dem Vorfall nicht etwa den Fernseher mieden, sondern sich erst recht erwartungsvoll davorsetzten und auf eine Wiederholung des Dennō-Senshi-Porigon-Effekts hofften. Bei ihren Eltern sorgte das freilich nicht gerade für Entspannung.

Der japanische Pokémon-Vorfall zeigt, dass Gesunde epileptische Zustände nicht kategorisch für sich ausschließen sollten. Erwachsene Gehirne sind zwar seltener davon betroffen als kindliche, doch wer daran zweifelt, dass es auch ihn treffen könnte, sollte sich die Gesichter der Tänzer in einer Disko anschauen, wenn zusätzlich zur rhythmischen Musik noch das Stroboskop angeschaltet wird. Oder er wedelt schnell mit einer Hand vor seinen Augen, während er ins Tageslicht schaut. Oder dreht mal seine Jogging-Runde im Wald, wenn gerade das Sonnenlicht intensiv durch die Lücken im Blätterdach flackert. Höchstwahrscheinlich wird er dann nicht in Ohnmacht fallen oder erstarren, aber die Chancen, dass in seinem Wahrnehmen und Denken eine eigentümliche Stille eintritt, stehen gut. Denn unser Gehirn ist ein Resonanzkörper, der es liebt, sich auf die Schwingungen seiner Umgebung »einzugrooven«.

Kapitel 9

Im Rhythmus der Leere: Wie Musik uns mitnimmt

»Es muss grooven. Der Gitarrist muss kein Geschwindigkeitswunder sein und der Bassist kein Filigrantechniker. Aber wenn wir zusammen grooven, ist alles gut. Und das spüren auch die Leute im Publikum. Sie gehen dann mit uns. Der ganze Saal ist dann im Groove. Das sind die Momente, für die man Musik macht.«

Andy hat klare Vorstellungen davon, wie ein guter Auftritt aussehen muss. Der 56-jährige Bremer spielt seit Jugendzeiten Schlagzeug, hauptsächlich Jazz und Blues, und er hat dabei iele unterschiedliche Erfahrungen gemacht. Mit seinen Bands trommelte er schon in vollen Sälen mit guten Gagen, ohne dass da »irgendein Kick« gekommen wäre. Man freute sich zwar über das frisch gefüllte Portemonnaie und auch darüber, dass man offenbar eine Halle füllen konnte – »doch richtig drin in der Musik war keiner von uns«. Andererseits hat Andy auch schon in halbleeren Hallen gespielt, und trotzdem war es plötzlich da, dieses Gefühl, »drin zu sein«. Die Band ging ab, als gäbe es kein Morgen mehr, und die wenigen Zuschauer ließen sich mitreißen. Die Füße wippten, die Hände klopften auf die Oberschenkel, die Köpfe nickten oder pendelten hin und her, und einige Zuhörer trauten sich sogar zu tanzen. Alles war in Bewegung. »Vielleicht lag es ja daran, dass wir locker drauflosspielten«, vermutet Andy. Denn schließlich waren nicht genug Zuschauer anwesend, um der Band mit ihrer Kritik oder ihrem Desinteresse weh tun zu können. Aber am besten sei natürlich »die Kombi aus guter Mucke, vollem Saal und begeistertem

Publikum«. Das erzeuge ein unbeschreibliches Gefühl. Wobei er das wörtlich meine, also im Sinne von Nicht-Beschreiben-Können. »Ich hab keine Worte dafür«, so Andy. Er könne sich auch nicht mehr an die Details solcher Auftritte erinnern. »Aber wenn sie vorbei sind, fühlt man sich einfach nur sauwohl.«

Baby-Groove: Schon Neugeborene wippen im Takt

Das gemeinsame Grooven – nicht nur Musiker wissen, was damit gemeint ist. Auch die meisten Musikliebhaber und Tänzer wissen es. Selbst wenn sie den Ausdruck nicht erklären könnten, der sich in der zweiten Hälfte des 20. Jahrhunderts entwickelte und vom Bild der immer gleichbleibenden Ackerfurche (engl. groove = Furche, Rille, Spur) geprägt wurde, die dem Bauern die Marschrichtung vorgibt. Dieses Gefühl, unwiderstehlich vom Rhythmus der Musik mitgenommen zu werden, kennen auch Nicht-Musiker. Wenn sie etwa mit den Füßen wippen, sobald »Sing, Sing, Sing« von Benny Goodman oder Beethovens siebte Symphonie (die Richard Wagner als »Apotheose des Tanzes« bezeichnete) im Radio gespielt wird. Oder auch in der Konzerthalle auf- und abspringen, wenn Rock-Bands im stampfenden Viervierteltakt »losgehen«. Das Grooven mit der Musik ist etwas, das den Menschen wesentlich vom Tier unterscheidet. Es gibt Wölfe, die heulen, Katzen, die jaulen, und Vögel und Buckelwale, die sogar melodisch singen. Aber wenn der Eisbär im Zoo mit dem Oberkörper hin und her schwingt, hat das nichts mit Musik, sondern mit krankhaftem Hospitalismus zu tun. Denn grooven, sich auf den Rhythmus von Musik einschwingen, kann nur der Mensch. Und er kommt mit dieser Fähigkeit offenbar schon auf die Welt, wie zwei Studien der letzten Jahre eindrucksvoll aufgezeigt haben.

Für die eine Untersuchung spielte der ungarische Psychologe István Winkler 14 Neugeborenen eine rockige Komposition aus Trommel-, Bass- und Schlagzeugklängen vor.[1] Die Babys schliefen dabei, doch man konnte per EEG messen, wie sie auf die Musiksequenzen reagierten. Zunächst war der Rhythmus des Stückes klar strukturiert. Dann jedoch wurden einzelne Drum-Schläge weggelassen, und das sorgte – vor allem, wenn der erste Ton im Grundschlag ausfiel – für deutliche Veränderungen in der Hirnaktivität. »Die Babys waren offenbar so in dem Rhythmus drin, dass sie sich gestört fühlten, als dann einer der entscheidenden Schläge für diesen Rhythmus ausblieb«, erklärt Winkler. Als die Rhythmen noch intakt waren, gab es für ihr Gehirn keinen Grund, den Arbeitsmodus zu verändern. Doch die Unregelmäßigkeit gab Anlass zum Reagieren – und die Neuronen fingen an zu feuern.

In der zweiten Untersuchung analysierten die Psychologen Marcel Zentner von der Universität York in England und Tuomas Eerola von der Universität Jyväskylä in Finnland, wie sich bereits Babys im Alter von sechs bis 24 Monaten zur Musik bewegen – und was das bei ihnen auslöst.[2] Die Kinder saßen dabei so auf dem Schoß der Eltern, dass sie Kopf, Arme und Beine frei bewegen konnten. Dann spielte man ihnen unterschiedliche Musikstücke vor. Wie etwa Mozarts »Kleine Nachtmusik« oder Saint-Saëns' »Karneval der Tiere« sowie auf den Rhythmus reduzierte Interpretationen derselben, aber auch Kinderlieder sowie gleichmäßige und rhythmisch stark variierende Schlagzeug-Beats. Als nicht-musikalischen Kontrollstimulus bekamen die Kinder die vorlesende Stimme eines Erwachsenen zu hören. Ihre Reaktionen wurden per Video aufgenommen.

Es zeigte sich, dass die Babys nur beim Hören von Musik

---

1 Winkler, I. u.a., PNAS, Early Edition, 2009

2 Zentner, M. u.a., PNAS 107(13); 2010

rhythmische Bewegungen ausführten, und das umso häufiger und umso stärker, je rhythmischer die Musik war. Wobei festzuhalten ist, dass keines der Kinder aus einer Familie stammte, in der Musik zum Alltag gehörte. Die Reaktionen waren zudem unabhängig vom Lebensalter; die gerade mal fünf Monate alten Probanden bewegten sich genauso zur Musik wie die älteren. Was beides stark dafür spricht, dass ihr Bedürfnis nach Bewegung zur Musik nicht erlernt, sondern angeboren ist.

Bei der Hälfte der Kinder zog man acht professionelle Tänzer hinzu, um anhand der Videoaufnahmen die Synchronisation der Bewegungen mit den gehörten Rhythmen zu bewerten. Je günstiger diese Einschätzung ausfiel, desto häufiger zeigte sich auf dem Gesicht des betreffenden Babys ein Lächeln oder Lachen. Die kleinen Probanden verspürten also Freude, wenn sie sich eingegroovt hatten. Was die beiden Forscher zu dem Fazit bringt: »Offenbar präsentiert das Aufgreifen eines gehörten Rhythmus einen grundlegenden Mechanismus im Gehirn.«

Und wir würden noch ergänzen wollen, worum es bei diesem Mechanismus geht: nämlich um das Erreichen von Leere. Hierfür sprechen schon die Ausführungen in den vorherigen Kapiteln. Denn viele Tätigkeiten, die zur Leere führen können, sind mit rhythmischen Bewegungen verbunden. Man denke nur an Masturbation und Beischlaf; das »Verschmelzen der Körper zur rhythmisch pulsierenden Einheit« gehört zu den hehren Zielen der Sexualtherapie. Wenn wir in der Hängematte sanft hin und her schwingen, spüren wir, wie unser Geist herunterschaltet und wohltuende Entspannung eintritt – ein Phänomen, das mittlerweile wissenschaftlich bestätigt ist. Und wenn wir beim Zugfahren oder einer Schiffsreise »wegtreten«, hat das ebenfalls sehr viel mit dem Rhythmus zu tun: dem Wellengang einerseits, dem Rattern der Gleise andererseits. Nicht umsonst gibt es auf jedem größeren Jahrmarkt spezielle Fahrgeschäfte, die uns nicht nur kräftig, sondern auch rhythmisch durchschütteln.

Auch in der Meditation erfolgt in der Regel eine Rhythmisierung, beispielsweise durch den Atem oder das Aufsagen eines Mantras. In Religionen wie Candomblé, Voodoo oder Sufismus euphorisiert man sich tanzend in die religiöse Ekstase: Wenn sich die Derwische des Mevlevi-Ordens rasant um ihre eigene Achse drehen, wirkt das auf uns wie eine nette Tanzaufführung, doch für die Mevlevis selbst ist es nichts anderes als ein Gebet, mit dem man sich von der Welt abkoppeln kann, um Gott näherzukommen. Beim Jesus-Gebet der christlich-orthodoxen Kirchen geht es demgegenüber sehr ruhig zu – doch der Rhythmus spielt auch hier eine entscheidende Rolle. Der Gläubige ruft unentwegt den Namen Jesu Christi an, bis sich sein Rufen mit dem Atem oder dem Herzschlag synchronisiert und er in einen Zustand der Entrückung und Selbstvergessenheit gerät: Er hört sich zwar noch innerlich beten, aber er leitet das nicht mehr willentlich ein. Bei den rituellen Gebeten der Muslime und Juden wird der Körper ebenfalls rhythmisch bewegt, und beim katholischen Rosenkranzritual lässt sich der Gläubige vom Rhythmus der »Gesätze« davontragen, die er zu den 59 Perlen aufsagt.

Es ist daher kein Wunder, dass uns auch rhythmische Musik dem Zustand der Leere näherbringen kann.

Nahrung für Hirn und Leere

Die Neurowissenschaften beschäftigen sich schon lange mit der Musik und dem Musizieren. Denn vor allem das Spielen eines Instruments ist beste Geistesnahrung für das plastische Gehirn, weil es nicht nur Effekte in den akustischen Verarbeitungszentren zeigt, sondern gleichzeitig auch in vielen anderen Hirnregionen. So werden motorische Areale aktiviert, um etwa die Finger auf Klavier und Gitarre oder die Wangen- und Atemmuskeln beim Spielen eines Blasinstrumentes zu bewegen. Der taktile Bereich wird angesprochen, weil man ja im wahrsten Sinne ein Gefühl für das Instrument haben muss, und die visuelle Verarbeitung wird beispielsweise genutzt, um die Noten zu lesen und den Dirigenten oder die Mitmusiker zu beobachten.

Wir konnten in Tübingen außerdem nachweisen, dass Musik den propriozeptiven Sinn, also die Wahrnehmung für den eigenen Körper und seine Bewegungen verbessert. Was bei näherer Betrachtung nicht verwundert, insofern ja etwa ein Pianist intensiv spüren muss, wie stark und wie lange er die Tasten herunterdrückt, weil er sonst keine Dynamik entwickeln könnte. Und auch kein Gefühl, womit wir bei einer weiteren, zentralen Hirnfunktion angelangt sind: Ein guter Musiker ist emotional in seiner Musik involviert – und auch dafür muss er entsprechende Hirnareale aktivieren.

All diese Aktionen verlaufen zudem nicht nacheinander, sondern mehr oder weniger synchron, was nicht nur Koordinations-, sondern auch Assoziationsvermögen erfordert. Beim aktiven Spielen eines Musikinstruments wird also unser Gehirn auf vielfältige Weise geradezu flächendeckend beansprucht und trainiert. Was dazu beiträgt, seine Funktionen zu verbessern oder zumindest zu erhalten. Aktive Musiker erkranken daher vergleichsweise spät an Demenz. Doch mit Leere hat all das natürlich nichts zu tun, denn ein vielfältig beanspruchtes Gehirn ist das genaue Gegenteil von leer.

Bekanntlich existieren in der Musik jedoch sehr unterschiedliche Stilrichtungen, und genauso können sich Musiker sehr stark in ihren musikalischen Fertigkeiten unterscheiden. Beides hat, wie wir in Tübingen nachweisen konnten, großen Einfluss darauf, inwieweit Musik für angenehme Leere sorgen kann.

Wir untersuchten, wie sich das Hören unterschiedlicher

Wie Musik unser Denken beeinflußt

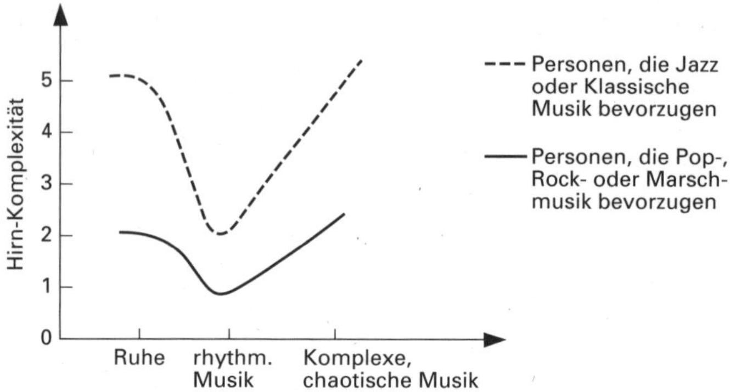

Die Abbildung zeigt die Komplexität der neuroelektrischen Vorgänge, wie wir sie einerseits im Gehirn von Menschen fanden, die eher rhythmische Pop-, Schlager- und Militärmusik hörten, und andererseits im Gehirn von Menschen, die sich mehr mit melodiebetonter klassischer Musik oder improvisiertem Jazz beschäftigten. Die Komplexität des Denkens berechneten wir – wie bereits in Abbildung 5 dargestellt – mittels mathematischer Algorithmen aus der nicht-linearen Dynamik (besser bekannt als »Chaostheorie«). Dabei berechnet man, wie oft sich ein bestimmtes Hirnwellenmuster während einer Aufgabe wiederholt, wie vorhersagbar es also ist. Hohe Komplexität bedeutet niedrige Vorhersagbarkeit der Hirnwellen. Niedrige Komplexität bedeutet hingegen eine einfache Struktur und hohe Vorhersagbarkeit der Hirnwellen – und damit eine größere Nähe zum Hirnwellenbild der Leere.

Wir sehen, dass Jazz- und Klassikliebhaber generell mehr Komplexität im Denken entwickeln, was sie zunächst weiter von der Leere entfernt als den Liebhaber von Schlager- und Rockmusik. Man sieht aber auch, dass die Komplexität bei beiden deutlich heruntergeht, wenn sie rhythmisch-betonte, melodisch-einfache Musik hören.

Musikstile auf die elektrischen Hirnaktivitäten auswirkt. Dabei stellte sich heraus, dass einfache Melodien mit starker rhythmischer Betonung die Neuronen – und zwar flächendeckend über die Großhirnrinde verteilt – im niederfrequenten Alpha-und Theta-Muster feuern lassen, wie man es vom entspannten Wachzustand oder der dämmrigen Phase kurz vor dem Einschlafen kennt. Die Hirnaktivitäten zeigen insgesamt eine geringe Komplexität, ihre Muster sind eher stereotyp und vorhersagbar. Was konkret bedeutet: Marsch-, Schlager- und Popmusik, aber auch Samba, Blues, Boogie, Rock 'n' Roll, HipHop, Goa und Techno bringen uns der Leere näher als Klassik, Free Jazz oder gar die seriellen Kompositionen eines Hans Werner Henze.

Bei professionellen Musikern fanden wir während des Musizierens sogar ähnliche Hirnaktivitäten wie bei Meditierenden. Das heißt: einerseits großflächig niederfrequente Theta- und Alpha-Wellen, andererseits ragen aus diesem sanft wogenden Meer auch kleine Inseln der elektrischen Hyperaktivität heraus, in denen sich die hohe Aufmerksamkeit des Musikers zeigt. Wir haben diesen Mechanismus bereits in Kapitel 7 im Zusammenhang mit dem »Salience Network« ausführlich besprochen.

Demnach ist das Gehirn eines exzellenten Musikers (ebenso wie das eines meditierenden Zen-Mönches) in besonderem Maße befähigt, sich einerseits von der Reizflut abzukoppeln und seine »Gedankenpumpe« versiegen zu lassen, andererseits kann es aber auch – wohlgemerkt ohne Konzentration und Ausrichtung auf zielgerichtetes Handeln – besser wahrnehmen, was wichtig ist. Wobei »wichtig« in diesem Fall vor allem heißt, dass die Musik *emotional* wahrgenommen und gespielt wird. Schopenhauer würde sagen, dass sich dann der Wille in der Musik selbst anschauen kann (siehe Kapitel 2). Und das funktioniert eben beim professionellen Musiker deshalb so gut, weil er handwerklich so weit entwickelt ist, dass er sein Instrument beherrscht, ohne komplexe Hirnaktivitäten in Gang setzen zu müssen. Die entsprechenden Bewegungsabläufe sind bei ihm derart automatisiert und in den tieferen Hirnarealen wie etwa dem Kleinhirn verankert, dass er kaum noch Großhirnkapazitäten in Anspruch nehmen muss.

Bei Laienmusikern klappt das hingegen in der Regel nicht, weil sie sich auf das Spielen des Instruments konzentrieren müssen. Speziell ihre sensorischen und motorischen Hirnareale laufen dann auf Hochtouren. Dadurch kann ihr Gehirn kein gleichförmiges und niederfrequentes Wellenmeer erzeugen, aus dem sich die »Aufmerksamkeitsfelsen« des Salience Network erheben könnten. Amateur-Musiker empfinden nicht genug Leere, und dadurch fehlt ihnen der notwendige freie Blick, um das Wesentliche der Musik spüren und zum Zuhörer transportieren zu können. Weswegen es uns emotional mehr berührt, wenn eine Komposition von erfahrenen Solisten oder Orchestern dargeboten wird. Und dabei spielt es keine Rolle, ob es sich um den »Hoochie Coochie Man« oder die »Fünfte« von Beethoven handelt. Entscheidend ist, dass der Musiker gut genug ist, um beim Spielen des Stücks genug regelmäßige Hirnwellen – sprich: Leere – in seinem Kopf zu erzeugen.

Besseres Timing mit Bässen

Exzellente Musiker finden also generell leichter zur Leere als jemand, der mit dem Musizieren weniger Erfahrung hat. Andererseits führen einfache, rhythmisch betonte Klänge tiefer in die Leere als eine Musik, die eher komplexe Strukturen aufweist, die sich das Gehirn mit einem entsprechend komplexen Denken erschließen muss. Nicht umsonst geraten viele Menschen in Ekstase, wenn sie Marschmusik hören, und auch die mitreißenden Rhythmen des Sambas euphorisieren nicht nur während des Karnevals in Rio. Benny Goodman sorgte mit seinem lockeren Swing in den 1930er Jahren dafür, dass die Leute in der für seriöse und andächtige Klassikkonzerte bekannten Carnegie-Hall aus dem Häuschen gerieten, und wenn zwanzig Jahre später Bill Hailey, Chuck Berry und Elvis Presley die Bühne rockten, zerlegte das Publikum schon mal die Halleneinrichtung in ihre Einzelteile. Heute tanzt man sich zu Techno-Beat oder Hip-Hop in Ekstase, und beim Rap dreht sich zwar viel um den Text, doch getragen wird er vom harten Groove des Drum-Computers. In jedem Fall zeigt auch der Blick in die Musikgeschichte, dass ekstatische Selbstvergessenheit eher im Zusammenhang mit starken regelmäßigen Rhythmen entsteht.

Was die Frage aufwirft, ob eher schnelle oder langsame Rhythmen das Gehirn als Resonanzkörper in Schwingung versetzen. Wir erinnern uns: Die für »Twilight« und entspannte Wachheit hauptverantwortlichen Theta- und Alpha-Wellen liegen zwischen 3 und 13 Hz. Pro Sekunde. Solche Takte erreicht man nicht einmal im Speed Metal oder Rockabilly, geschweige denn im Slow Blues eines B.B. King. Aber es geht ja nicht darum, den Musiktakt eins zu eins an die Taktung der Hirnwellen anzupassen, sondern um den Groove, und das ist etwas anderes als der bloße Takt. Wenn etwa der Schlagzeuger beim Slow Blues die Achtelnoten auf seiner Hi-Hat spielt, erreicht er dabei auf jeden Fall die Theta-Frequenz, und wenn ich mich als Zuhörer oder Mitmusiker darauf eingroove, werden sich auch meine Hirnwellen bereitwillig dorthin bewegen. Selbst wenn die Achtel nicht gespielt werden, kann es sein, dass sie in meinem Gehirn mitlaufen. Der Takt ist eine objektive Einheit der Musik – der Groove hingegen ein subjektives Muster, auf das sich Musiker und Zuhörer einschwingen. Oder um es mit Andy, dem Drummer aus Bremen, zu sagen: »Du kannst tierisch schnell spielen und trotzdem langsam grooven;

und du kannst tierisch langsam spielen und trotzdem schnell grooven – wichtig ist, dass man sich darauf verständigt, *wie* man den Rhythmus erlebt. Wenn da kein gemeinsamer Nenner ist, gibt es auch keinen Groove.«

Für diesen gemeinsamen Nenner braucht man allerdings den Impuls von unten, also vom Bass. Er hilft uns, wie kanadische Forscher herausgefunden haben, beim Timing und schafft dadurch die Grundlage für das Grooven. Das Team um Laurel Trainor von der McMaster University in Hamilton, Kanada, präsentierte seinen 17 Probanden gleichzeitig zwei Klaviertöne in hoher und niedriger Tonlage, die sich jede halbe Sekunde wiederholten. Allerdings wurde bei dieser Taktung ab und zu minimal abgewichen: Einmal erklang nur der höhere und einmal nur der tiefere Ton 50 Millisekunden früher als erwartet. Während der Versuche maßen die Forscher per EEG die Hirnströme der Probanden. Das Resultat: Auf rhythmische Abweichungen des tiefen Tons reagierte das Gehirn deutlich stärker.

In einem zweiten Experiment sollten die Probanden die Töne synchron mitklopfen, und auch hier sorgte man wieder für Taktverschiebungen von 50 Millisekunden. Das führte bei den Teilnehmern nur dann zu Verwirrung, wenn es sich um die tiefen Töne handelte. Wenn hingegen die hohen verschoben wurden, klopften sie ihren Takt mehr oder weniger konsequent durch. Was Trainor als deutlichen Hinweis darauf wertet, dass »Basstöne einen besonders großen Einfluss auf die Wahrnehmung des Timings haben«[3]. Wobei der Bassimpuls nicht nur von Melodie-Instrumenten wie Klavier, Kontrabass, Cello oder Tuba, sondern auch von der Bass-Drum am Schlagzeug kommen kann. Aber wenn dieser Impuls fehlt, verliert man schnell das Timing und damit auch die Chance auf den Groove. Der Kopf nickt nur, wenn der Bass brummt.

Und er nickt umso zuverlässiger den richtigen Groove,

---

[3] Hove, M. u.a., PNAS 111(28); 2014

wenn die Musik aus dem vertrauten Kulturkreis stammt. In einer kanadischen Studie[4] mit afrikanischen und nordamerikanischen Probanden zeigte sich, dass beide Gruppen zwar die Rhythmen des anderen Kulturkreises wahrnehmen und unterscheiden konnten, doch als sie die fremden Rhythmen mit der Hand klopfen sollten, hatten sie große Probleme, und dementsprechend dominierten in ihren Hirnströmen auch die hochfrequenten Wellen. Niederfrequente Wellen zeigten sich erst dann in nennenswertem Ausmaß, als sie ihre eigenen Rhythmen klopfen durften. Bei dieser Studie muss man allerdings bedenken, dass den Nordamerikanern die afrikanischen Grooves nicht wirklich fremd sind, da ihre Musik dort viele ihrer Wurzeln hat. Kaum auszumalen, wie schwer es dem Stahlarbeiter aus Essen oder der Konditormeisterin aus Wien fallen würde, sich rhythmisch auf brasilianischen Samba oder die Taiko-Trommler aus Japan einzustellen.

Mit Adele und Rachmaninow zum »skin orgasm«

Doch auch wenn ein Rhythmus umso intensiver auf uns wirkt, je vertrauter er uns ist, heißt das nicht, dass in der Musik immer nur dasselbe passieren muss, damit wir mit ihr zur Leere finden können. Im Gegenteil.

Psyche Loui von der Wesleyan University in Connecticut beschäftigt sich seit längerem mit der Frage, welche Kriterien ein Musikstück erfüllen muss, damit wir uns so heftig in ihm verlieren, dass wir dadurch zur Ekstase kommen. Loui selbst erlebte dieses Gefühl zum ersten Mal, als sie als Studentin das zweite Klavierkonzert von Rachmaninow hörte. »Ich war so-

[4] Cameron, D.J. u.a., Front Psychol. 366 (6); 2015

fort wie gefangen«, so die Neurowissenschaftlerin. »Ich spürte schließlich ein aufsteigendes Kribbeln in der Wirbelsäule, ein Flattern in der Magengrube und einen rasenden Herzschlag – aber im Kopf war alles leer.« Eigentlich nicht viel anders als beim Orgasmus. Das Gefühl war so überwältigend, dass Loui beschloss, dieses – von Wissenschaftlern etwas irreführend als »skin orgasm« (Hautorgasmus) bezeichnete – Erlebnis zum Schwerpunkt ihrer Forschungsarbeit zu machen.[5] Sie sichtete die wissenschaftliche Literatur und stellte eigene Studien dazu an, in denen sie per EEG die Gehirnaktivitäten von Probanden erfasste, die Musik hörten.

Dabei bestätigte sich einerseits, dass Musik über den Rhythmus für einfache, niedrigfrequente Hirnwellen sorgt. Doch der ekstatische Zustand der Leere tritt nur ein, wenn die Erwartungen des Zuhörers gebrochen werden. »Dies kann beispielsweise durch das schlagartige Verändern der Lautstärke geschehen«, erklärt Loui. »Oder auch durch einen plötzlichen Wechsel der Tonlage, eine spontane Phrasierung der Melodie oder eine Synkope im Rhythmus.« In all diesen Fällen steigen dann auf einmal die bereits erwähnten Salience-Felsen der absoluten Aufmerksamkeit aus dem Meer der Theta- und Alpha-Wellen empor – und der Mensch gerät in Ekstase.

Der Rhythmus nimmt uns mit auf den Weg zur Leere, aber ans Ziel kommen wir vor allem dadurch, dass unsere Erwartungen an den gleichmäßigen Lauf der Musik gebrochen werden. Dieser Bruch darf jedoch nur so stark sein, dass wir ihn nicht als störend oder sogar beängstigend, sondern als lustvoll erleben. Wir verlieren kurzfristig die Kontrolle, und dieser Verlust erregt uns. So wie uns das Eisbad nach der Sauna nicht etwa schockgefrieren lässt, sondern uns einen wohligen Schauer über den Rücken jagt. Denn wir wissen ja, dass er uns nicht umbringen wird.

---

[5] Harrison, L. u.a., Front Psychol. 5; 2014

Ein Meister dieser Kunst, durch Musik einen ekstatischen Ausnahmezustand zu schaffen, war der amerikanische Blues-Musiker B.B. King. Er verließ bei seinen Konzerten nur selten die typischen Akkord-Schemen und Shuffle-Rhythmen des Blues, sodass sich das Gehirn der Zuhörer mühelos darauf einschwingen konnte. Doch beim Gesang zeigte sich King überaus flexibel, wechselte plötzlich vom kraftvollen Shouting zur gefühlvollen Kopfstimme, oder aber er zögerte den Gesangseinstieg so lange hinaus, dass einige Zuhörer schon glaubten, er hätte den Einsatz verpasst. Beim Gitarrenspiel liebte er lange Töne, die einen Kontrast zum durchgehenden Shuffle-Beat seiner Band aufbauten, und mit der Lautstärke konnte er extrem weit nach unten gehen, um dann plötzlich mit krachenden Bläsereinsätzen über das Publikum hinwegzurollen. Legendär waren seine Breaks, in deren Anschluss die Band keinen Muckser mehr von sich gab, aber jeder im Saal noch den Groove des Musikstückes spürte. In dieser Leere hörte man nichts – außer dem Heulen und verzückten Aufschreien einiger Fans. Diese Fans wussten eigentlich schon, was kommt, und doch waren sie immer wieder überrumpelt, wenn es dann kam. Weil sie sich vorher bereitwillig auf die Gleichförmigkeit des Blues-Groove eingelassen hatten, konnten sie dann das Aufbrechen dieser Struktur als lustvollen Untergang in die Leere erleben. Was abermals deutlich macht, dass zur Grundvoraussetzung von Leere gehört, dass wir uns vorbehaltlos auf den Weg zu ihr einlassen.

Psyche Loui hat eine Liste von Stücken zusammengetragen, die besonders viele der genannten Voraussetzungen erfüllen, um uns in Ekstase zu versetzen.[6] Darin findet sich neben einer Toccata von Bach auch die englische Sängerin Adele mit ihrem Stück »Someone like you« und die Rock-Band Oasis mit

---

[6] www.youtube.com/playlist?list=PLdCNGoNr0dbnS5kKe-hbJms1jWN-QhXdf

»Wonderwall«. Und natürlich das zweite Klavierkonzert von Rachmaninow, von dem Loui sagt, dass seine melodischen Wendungen im zweiten Teil sie nach wie vor extrem mitnähmen. Obwohl sie, wie die B.B. King-Fans, schon jeden Ton kennt. Auf dem Weg zur Leere darf man eben keine Angst vor Wiederholungen haben.

Noch wichtiger ist jedoch, dass wir keine Angst haben dürfen, mit der Leere etwas zu verlieren. So wie es, wie wir im folgenden Kapitel sehen werden, bei vielen psychischen Erkrankungen der Fall ist. Bei Depressionen und Borderline-Störung, bei Schizophrenie und Demenz, bei Aufmerksamkeitsstörungen und Psychopathie, die man deshalb getrost als »Krankheiten der Leere« bezeichnen kann. Doch wir werden auch sehen, dass viele der mit diesen Krankheiten einhergehenden Probleme weniger durch die Leere selbst zustande kommen, als vielmehr dadurch, dass dem Patienten der Abschied vom gewohnten Effekt-Leben so schwerfällt oder auch – seitens anderer, möglicherweise sogar wohlwollender Menschen – so schwer gemacht wird. Wenn etwa der Demenzkranke permanent dazu aufgefordert wird, seitenweise Kreuzworträtsel zu lösen oder sich beim sogenannten Gehirn-Jogging anzustrengen, wird er immer verzweifelter werden, weil er ja den Verlust seines Gedächtnisses durch solche Übungen nicht aufhalten kann, sondern durch das vergebliche Bemühen erst recht begreift, wie gnadenlos sich dieser Verlust fortsetzt. Nimmt er jedoch die sich in seinem Kopf einstellende Leere an, kann sie für ihn auch so etwas wie ein Erlösungsanker werden. So wie für den Buddhisten das Nirwana. Denn das Gehirn versteht sich auf Leere.

Kapitel 10

Krankheiten der Leere – und wie man mit ihnen umgehen sollte

Die jüngere Geschichte der Psychiatrie zeichnet sich – wie auch andere Bereiche der Medizin – dadurch aus, dass die Liste der therapiebedürftigen Krankheiten immer länger geworden ist. Sie umfasst mittlerweile etwa hundert Störungen, von Alzheimer über Depression und Schizophrenie bis hin zur Zwangsstörung. Diese hohe Zahl ist einerseits das Ergebnis einer fleißigen Diversifikation: Durch neue Erkrankungen versucht man, weitere Betätigungsfelder und Einkommensmöglichkeiten für Ärzte und Therapeuten zu erschließen. In einer Reihe von Untersuchungen zeigte sich, dass allein die Bereitschaft, eine »Krankheit« zu diagnostizieren, deutlich ansteigt, wenn man glaubt, ein wirksames Pharmakon dafür zu haben. Andererseits steht die lange Liste aber auch für das Bemühen, im Chaos der Auffälligkeiten und Störungen unseres Gehirns eine gewisse Ordnung zu schaffen. Dass man dabei jedes Krankheitsbild detailliert beschreiben muss, liegt auf der Hand, denn sonst könnte man ja die einzelnen Krankheiten nicht voneinander unterscheiden.

Der Haken daran: Wenn man auf die Einzelheiten fokussiert, verliert man leicht den Blick für das, was die Krankheiten möglicherweise gemeinsam haben. Und das sollte gerade bei den psychiatrischen Störungen ziemlich viel sein, insofern sie alle einen gemeinsamen Nenner haben: das Gehirn. Dieses Organ zeichnet sich zwar einerseits dadurch aus, dass es überaus plastisch ist, sich den Gegebenheiten seiner Umwelt also sehr gut anpassen und dadurch auch in seinen Störungen eine bunte Vielfalt entwickeln kann. Andererseits steht es in einer besonderen Beziehung zu dem, was gerade dadurch, dass es im eigentlichen Sinne nichts ist, immer gleich bleibt: die Leere. Dieses Verhältnis kann, wie wir bereits gesehen haben, durchaus fruchtbar sein und erhellende Blicke auf unser Dasein gewähren. Es kann aber auch sehr problematisch und von Angst geprägt sein – und dergestalt zum Motor vieler Krankheiten werden.

Ein Psychopath etwa wird vom Gefühl der Leere immer wieder zu extremen Verhaltensweisen getrieben. Eine seiner wichtigsten Eigenschaften ist die durch »Langeweile (Leere)« verursachte Sensationssuche. Und welcher Depressive kennt nicht das vernichtende Gefühl, im Vakuum der Sinnlosigkeit gefangen zu sein? Psychische Störungen haben also neben dem Gehirn oft auch die Leere als gemeinsamen Nenner: Sie sind »Krankheiten der Leere«.

Die wichtigsten und bekanntesten sollen im Folgenden betrachtet werden – darunter auch solche, die man nicht ohne weiteres den Leere-Krankheiten zugeordnet hätte.

Als ob jede Zelle kotzen will: Das schwarze Loch der Depression

»Das hier ist aber kein Zustand. Das ist ein Gefühl. Ich fühle es überall. In den Armen und Beinen. Überall. Kopf, Hals, Hintern. Im Bauch. Es ist, als könnte ich nicht weit genug raus, um ein Wort dafür zu finden. Es ist eher Grauen als Traurigkeit. Ja, eher Grauen. Es ist, als passiere gleich was Schreckliches, das Schrecklichste, was man sich vorstellen kann – nein, schlimmer als alles, was man sich vorstellen kann, weil da dieses Gefühl ist, dass man sofort was machen muss, um es zu stoppen, aber man weiß nicht, was man machen muss, und dann passiert es auch, die ganze schreckliche Zeit, es passiert gleich und es passiert jetzt, alles zur selben Zeit.«

So beschreibt Katherine ihre Depression, oder besser, so versucht sie, ihre Depression zu beschreiben. Denn kaum etwas ist schwerer, als diese psychische Störung in Worte zu fassen. Es handelt sich ja nicht, wie viele Menschen glauben, um eine besonders starke Form von Traurigkeit, schließlich gibt es kein konkretes Objekt für sie. Depression ist vielmehr wie eine unbestimmte Ahnung von etwas, das unvorstellbar schlimm ist, und gleichzeitig spürt man bereits die Folgen dieses Unvorstellbaren, obwohl es doch noch gar nicht Realität geworden ist. Für einen gesunden Menschen ist dies schwer nachzuvollziehen, weil er es gewohnt ist, dass die Dinge geordnet nacheinander geschehen. Er tut etwas, und dann schaut er, ob es geklappt hat oder nicht, und richtet seine nächsten Handlungen danach aus. Doch der Depressive sieht in jeder Handlung bereits ihre Sinnlosigkeit, und deshalb unternimmt er lieber – nichts. »Warum soll ich mich überhaupt waschen«, fragt Katherine, »wenn sowieso alles stinkt, als müsste ich schon wieder duschen?«

Die 21-jährige Datenbank-Spezialistin ist Hauptfigur in dem Roman »Unendlicher Spaß« des amerikanischen Schriftstellers David Foster Wallace[1]. Man muss davon ausgehen, dass sie viele Züge ihres Schöpfers trägt. Denn Wallace, das ehemalige Tennistalent und wortgewaltige Superhirn unter den Schriftstellern seiner Generation, hat wie Katherine das »komplette Programm« einer Depressiven-Karriere absolviert: Alkohol, Zigaretten, Elektrokrampftherapie, und natürlich die vielen Medikamente, die er immer wieder absetzte, weil er ohne sie funktionieren wollte. Denn er fühlte sich schon durch seine Depression wie ein Vergifteter, »als wäre jeder einzelnen

1 Wallace, David Foster, »Unendlicher Spaß«, Roman, Köln 2009

Zelle deines Körpers so schlecht, dass sie kotzen will«. Doch am Ende sah er nur noch einen Ausweg aus seiner »Ein-Mann-Hölle«: Am 12. September 2008 erhängte er sich in seinem Haus in Claremont, Kalifornien. Im Alter von 46 Jahren.

Kaum jemand sonst vermochte das perspektiv- und sinnlose Vakuum einer Depression, die innere Leere der Betroffenen so kraftvoll zu veranschaulichen wie David Foster Wallace. Mal spricht er vom Untergetauchtsein in einem alles umfassenden Gewässer, um dann in höchster Atemnot zu realisieren, dass es keine Oberfläche mehr und eigentlich überhaupt kein außen mehr gibt. Ein anderes Mal zitiert er ein Bild, das durch die ebenfalls depressive und suizidale Dichterin Sylvia Plath bekannt wurde: die Glasglocke, die ihn von den anderen Menschen abgrenzt und in der langsam der Sauerstoff ausgeht. Und schließlich vergleicht er die Depression mit einem schwarzen Loch, das alles Sein in sich verschwinden lässt und selbst den Ablauf der Zeit verlangsamt, bis sie praktisch zum Stillstand kommt wie ein Fluss, dem man das Gefälle genommen hat. Die Depression als ein Vakuum der Perspektiv- und Sinnlosigkeit, in der sich am Ende sogar die Logik der Zeit zu verlieren scheint – sie hat Wallace immer beschäftigt und auch sein kreatives Schaffen geprägt. Und es ist interessant, dass er in diesem Modell mittlerweile auch von den Wissenschaften unterstützt wird.

Ein Forscherteam um Jim Lagopoulos von der Universität Sydney verglich die Hirnscans von mehr als 1700 schwer depressiven Patienten mit denen von rund 7200 gesunden Menschen – und dabei fand man deutliche Unterschiede. Der Hippocampus der Depressiven war nämlich um durchschnittlich 14 Prozent kleiner als derjenige von Gesunden. Ausschlaggebend für diese Differenz waren jene Patienten, die unter ständig wiederkehrenden depressiven Perioden litten und schon im Kindesalter damit zu kämpfen gehabt hatten, also nicht diejenigen, die erst wenige depressive Phasen erlebt hatten. Was für

Lagopoulos ein deutlicher Hinweis ist, »dass es die Erkrankung ist, die das Gehirn verändert«[2].

Schwere Depressionen treten in der Regel nach lang anhaltender, völliger Hilflosigkeit auf: Tod oder anderweitiger Verlust eines wichtigen Menschen (also auch Scheidung der Eltern, Auszug des eigenen Kindes), lange Haft, Folterungen, Folgen von Naturkatastrophen und Krieg. Oft gehört zu den Langzeitfolgen ein Posttraumatisches Stress-Syndrom (PTSD), bei dem die auslösenden Ereignisse – wie man es auch bei Drogenabhängigen beobachtet – als »Flashback«, also beispielsweise im Schlaf als schockierende Bilder in Erscheinung treten. Insgesamt aber stehen bei Depressiven die Gedanken an die – meist unlogischen – Konsequenzen der Hilflosigkeit im Vordergrund: »Wenn das passiert ist, zeigt es, dass mein Leben keinen Sinn mehr hat.«

Die Hilflosigkeitserfahrung überschwemmt das Gehirn mit Cortisol und anderen Stresshormonen, und das hat Folgen für Hypothalamus und Hippocampus. So werden in ihnen weniger Botenstoffe wie etwa NCF (Nervenwachstumsfaktor) aktiv, die für den Aufbau synaptischer Verbindungen benötigt werden, und auch der Adenosin-Wert, den die Nervenzellen für ihre Energiegewinnung brauchen, sinkt zum Teil dramatisch ab. Die Funktionstüchtigkeit der beiden Hirnareale wird dadurch deutlich eingeschränkt, und dies führt schließlich dazu, dass der Depressive immer mehr in einer allumfassenden Gedankenleere versinkt.

Denn der Hippocampus sieht nicht nur aus wie ein Seepferdchen, also vorne Pferd und hinten Fisch, in ihm wird auch kombiniert, was in der Natur so eigentlich nicht existiert. Dieses Areal in der Tiefe des Gehirns vertäut die einzelnen Inhalte des Gedächtnisses im Großhirn zu einem fassbaren Ganzen, das

---

[2] Schmaal, L. u.a., Molecular Psychiatry advance online publication, 30 June 2015

Bedeutung für uns hat. Es sagt uns nicht nur, dass die Wülste am Rand und in der Mitte des Gesichts die Ohren und Lippen sind, sondern auch, dass sie unserer Mutter oder unserem Lebenspartner gehören. Es sagt uns nicht nur, dass die Tür eine Tür ist, sondern auch, dass ich durch sie einen Raum betreten oder verlassen kann. Der Hippocampus gibt also unseren einzelnen Sinneseindrücken überhaupt erst einen Sinn, indem er die einzelnen Blumen unseres Gedächtnisses zu einem Strauß zusammenbindet. Das geschieht vor allem im Tiefschlaf, der in den ersten drei Stunden der Nacht vom Hypothalamus angestoßen wird. Besonders in dieser Zeit bündelt der Hippocampus die unzusammenhängenden Elemente eines Gedächtnisinhaltes zu einer ganzheitlichen Episode, um sie schließlich im Großhirn abzulegen.

Beim depressiven Menschen jedoch wird dieser Prozess unterdrückt, was nicht zuletzt auch an den Schlafstörungen liegt, mit denen er zu kämpfen hat. Der Hippocampus als »Bedeutungsgeber« unseres Gedächtnisses verkümmert, und das erklärt – zumindest zu einem großen Teil – die innere Leere des Patienten. Denn das Leben wird dadurch, im wahrsten Sinne des Wortes, bedeutungslos. Die Menschen um uns herum, die Arbeit, das Essen, der Sex, alles Tun verliert seinen Sinn. Warum sich noch waschen, warum noch sprechen, warum noch arbeiten und warum noch atmen, wo doch alles ohne Bedeutung ist? Der dänische Philosoph Sören Kierkegaard schrieb: »Das Leben lässt sich nur rückwärts verstehen muss aber vorwärts gelebt werden.« Für einen Depressiven verliert beides seine Gültigkeit, er will weder verstehen noch leben. Denn Vergangenheit und Zukunft werden für ihn gleichermaßen bedeutungslos, und dadurch verliert er jeden Antrieb, unabhängig davon, ob er nun nach hinten oder nach vorne gerichtet ist.

Um allerdings Depression richtig verstehen zu können, ist es wichtig, hier nicht von vollständiger Leere zu sprechen. Denn so wie sein Hippocampus zwar verkümmert, aber eben nicht komplett verschwunden ist, befindet sich der Depressive zwar auf dem Weg in die komplette Antriebslosigkeit und Leere, aber eben nicht am Ziel – und das macht gerade sein Leiden aus. Denn wenn er schon dort angekommen wäre, könnte man seinen Zustand mit der meditativen Versenkung eines Zen-Philosophen vergleichen, und dann müsste man ihn nicht therapieren. Doch der Depressive erlebt ja noch, dass er Effekte erzielen kann, nur dass sie negativ bewertet werden. Er kann morgens aufstehen, sich anziehen, frühstücken, zur Arbeit fahren, ein Mittagessen zu sich nehmen, mit jemandem sprechen, abends wieder nach Hause gehen, sich schlafen legen, aber es fällt ihm schwer, denn das Essen schmeckt nicht, die Fahrt zur Arbeit erscheint ihm sinnlos, und der Schlaf ist schlecht. Auch sieht er andere Menschen, die etwas erreichen, möglicherweise weitaus mehr erreichen als er selbst – beispielsweise, indem sie sich um ihn, den depressiven Patienten, kümmern. Sein Gehirn erlebt also jeden Tag, dass da noch etwas gehen könnte, aber ihm fehlt der Antrieb. Die im Gedächtnis verankerte Erfahrung der Hilflosigkeit angesichts eines bedrohlichen Ereignisses löst geradezu reflektorisch die Erwartung der Katastrophe aus. Das Nach-Vorne-Treiben infolge positiver Erwartungen und Ziele, das im Gehirn vor allem in den dopaminergen Regionen der Basalganglien geleistet wird, geht verloren, und es kommt zur tiefen Resignation. Anders als beim Locked-in-Patienten, der weiß, dass nichts mehr geht, und der sich deshalb, wie wir später sehen werden, mit seinem Schicksal arrangieren kann. Der Depressive hingegen sieht noch eine Chance, und deswegen empfindet er sein Leben als unerträglichen Kampf. Er hat noch den Anspruch an sich, etwas leisten zu können, und er sieht auch, dass in dieser Hinsicht noch etwas möglich wäre, doch ihm fehlen die Motive und der Antrieb dazu – und dieser Widerspruch und natürlich auch das zwangsläufig daraus hervorgehende Scheitern konstituieren sein Leiden.

Die prozesshafte, noch nicht vollendete Leere bei Depressiven sollte aber nicht dazu verleiten, jegliche Therapie für sie abzulehnen. Nach dem Muster: Warum sich dagegen wehren, wenn doch gerade diese Gegenwehr erst das Leiden hervorbringt? Aber man sollte schon einige der gängigen Therapien auf den Prüfstand stellen. Wie etwa die Vorgehensweise einiger Psychotherapeuten, die ihren depressiven Patienten ständig positiven Zuspruch geben. Denn die bekommen dadurch möglicherweise das Gefühl, mit ihrer Depression ja doch einen Effekt erzielt zu haben, nämlich den bedingungslosen Zuspruch ihres Therapeuten – und warum sollten sie dann noch ihr depressives Verhalten ablegen?

Auch die häufig eingesetzten Pharmazeutika sind nur wenig wirksam und zum Teil sogar gefährlich. Im Frühjahr 2005 berichteten die amerikanischen und europäischen Arzneimittelbehörden FDA und EMEA von Selbstmorden, Aggressionen und impulsiven gefährlichen Handlungen im Zusammenhang mit antidepressiven Medikamenten. Ein Jahr später veröffentlichten englische Wissenschaftler eine Übersichtsstudie zu Paroxetin, einem besonders beliebten Antidepressivum. Demnach verdoppelt sich unter seinem Einfluss die Anzahl feindseliger Aktionen; bei Kindern mit Zwangsstörungen explodieren diese sogar auf das 17fache. Vor dem Hintergrund dessen, was wir soeben zur inkompletten Leere der Depression ausgeführt haben, verwundern diese Zahlen nicht. Denn die Wirkungsweise von Antidepressiva besteht darin, den Antrieb des Patienten zu stärken, sie verhindern aber nicht, dass er seine Welt und die Menschen um sich herum weiterhin als bedeutungslos ansieht. Denn die Fähigkeit des Hippocampus, die Dinge der Welt zu einem sinnvollen Ganzen zu bündeln, wird durch die Medikamentengabe keineswegs verbessert. Im Gegenteil! Durch Antidepressiva, die ähnlich wie Schlaftabletten den Tiefschlaf und die Traumphasen stören, geht sie sogar noch weiter zurück.

Die wirksamste Therapie gegen schwere Depressionen ist

die Elektroschocktherapie: Der starke elektrische Strom ruft einen epileptischen Anfall hervor, der die festgefahrenen negativen Gedanken (vom Hippocampus extrem gut gespeichert) »auflöst«, zum Vergessen bringt, zumindest für einige Zeit. Eine häufige Wiederholung verbietet sich, denn die künstlich erzeugten Anfälle bringen nicht nur negative Gedanken zum Verschwinden: Gedächtnisstörungen gehören zu den häufigen Nebenwirkungen der Elektroschocktherapie. Aber in jedem Fall wird das depressive Verhalten, ausgelöst durch die negativen Gedächtnisinhalte im Gehirn, für einige Zeit gelöscht. Ähnlich die kognitive Therapie, bei der durch Konfrontation mit der Absurdität der negativen Erwartungen die verfestigten Gedächtnisinhalte an Traumen, Trennungen etc. im Gehirn umgeformt werden, indem man sie durch neue Inhalte (und Hirnverbindungen) ersetzt.

Psychotherapeutische, elektrische und pharmazeutische Maßnahmen stoßen also bei einer Depression oft an ihre Grenzen. Von daher wäre es vermutlich sinnvoller, sie nicht pauschal als Krankheit zu stigmatisieren, sondern als einen Entwurf der Evolution zu betrachten – einen fehleranfälligen zwar, aber eben einen Entwurf. Für diese Sichtweise plädieren die amerikanischen Evolutionspsychologen Paul Andrews und Anderson Thomson.[3] Ihrer Meinung nach müsste die Depression längst verschwunden sein, wenn sie wirklich so negativ für uns wäre, wie weithin behauptet wird. Ist sie aber nicht, und dies spricht laut Andrews und Thomson dafür, dass sie, zumindest in ihrer nicht-suizidalen Form, sogar einen Sinn für den Arterhalt besitzt. Und zwar dadurch, dass sie den Menschen zum Rückzug aus dem sozialen Mit- und Gegeneinander bringt, sodass er Kräfte spart.

Bestätigung für diese These kommt aus einer internationalen Studie, in der man zeigen konnte, dass Depressive in vielen

---

[3] Andrews, P. u.a., Frontiers in Psychology 117 (3); 2012

Entscheidungsprozessen gewissenhafter und am Ende auch erfolgreicher sind. So wählten sie beispielsweise als »Personalchef« in einem Rollenspiel tatsächlich die tauglichsten Kandidaten aus, während ihre stimmungsstabilen Mitspieler häufig danebenlagen. Der Grund: Die Depressiven schauten hinter die Fassade, fragten akribischer nach, prüften die Kandidaten mehr auf ihre Glaubwürdigkeit. Und sie sahen dadurch naturgemäß die möglichen negativen Konsequenzen klarer.[4]

Möglich also, dass eine Depression nicht unbedingt Tendenzen zur Katastrophe haben muss, wie weithin behauptet wird und auch tragische Schicksale wie das von David Foster Wallace nahelegen. Vielmehr scheint sie in der Geschichte des Menschen sogar bis zu einem gewissen Grad erwünscht zu sein. Und zwar als ein Zustand der Leere, in dem man für eine Zeit verweilen und pausieren kann.

Bloß keine Langeweile: Zappelphilipp und die Psychopathen

Auch Aufmerksamkeitsstörungen und Hyperaktivität (ADS und ADHS) sowie die Psychopathie verdanken wohl ihre fortdauernde Existenz dem Umstand, dass sie für den Arterhalt einen gewissen Nutzen hatten und deshalb nicht von der Evolution ausselektiert wurden. Indizien dafür findet man bereits in prominenten Biographien der Weltgeschichte. So zeigten Albert Einstein, Thomas Alva Edison, Leonardo da Vinci, Hermann Hesse, Mozart und John Lennon als Jugendliche deutliche Anzeichen einer Aufmerksamkeitsstörung, doch vermutlich war es gerade die damit einhergehende Lust auf neue und starke Reize, die sie zu innovativen Impulsgebern machte. Und für

[4] Von Helversen, B. u.a., Journal of Abnormal Psychology, April 18, 2011

Psychopathen könnte man eine ähnliche Liste erstellen, denn sie sind keineswegs nur Stammgäste in Gefängnissen, wie gemeinhin angenommen wird. Laut aktuellen Untersuchungen sind sie auch drei- bis viermal häufiger an den Schaltstellen der Macht zu finden als im Bevölkerungsdurchschnitt; ihr Anteil an den Führungspositionen ist etwa sechsmal so hoch, als man aufgrund ihrer Verteilung in der Bevölkerung erwarten würde. Denn dort können sie ihre Angstlosigkeit und Sensationssuche optimal ausleben, und mit ihren anderen Persönlichkeitsmerkmalen – wie fehlende Empathie, Draufgängertum, Brutalität und Abenteuerlust – sind sie geradezu geschaffen für die Kletterkünste auf der Karriereleiter kompetitiver Gesellschaften.

Doch auch wenn möglicherweise beide Krankheitsbilder positive Impulse für die menschliche Evolution setzten, klingt es auf den ersten Blick befremdlich, Aufmerksamkeitsstörungen und Psychopathie in einem Kapitel abzuhandeln. Denn bei Ersterem denkt man eher an den Zappelphilipp aus dem Kinderbuch »Struwwelpeter«, bei Letzterem an Gewalttäter und Massenmörder, deren brutales und abgebrühtes Verhalten uns in Angst und Schrecken versetzt. Aber tatsächlich haben die beiden Störungen vieles gemeinsam.

So fallen Teenager mit ADS oder ADHS oft durch ihre Vorliebe für riskante und mitunter illegale Verhaltensweisen auf, wie etwa das Fahren ohne Führerschein, Diebstähle oder den exzessiven Konsum von Alkohol und anderen Drogen, alles Dinge, die man auch in typischen Psychopathen-Karrieren findet. In einer Untersuchung an den Insassen eines schottischen Gefängnisses fand man in 23 Prozent der Fälle deutliche Hinweise auf eine ADS-geprägte Jugend, und bei Sexualverbrechen und Raub, den Domänen psychopathischer Krimineller, lag die Quote sogar bei 31 bzw. 35 Prozent. Als Beispiel für diesen fließenden Übergang vom ADS-Patienten zum Psychopathen wäre auch wieder Albert Einstein zu nennen. Als Schüler unstet und impulsiv, offenbarte er später vor allem in seiner

Ehe deutlich psychopathische Züge. So gab er seiner Frau Mileva anfangs den Kosenamen LSD (für »liebes süßes Doxerl«), um seine Abhängigkeit von ihr zu unterstreichen, doch später diktierte er ihr einen Vertrag, in dem Paragraph für Paragraph festgelegt wurde, wie sie sich in ihrer Ehe zu verhalten habe. So sollte sie ihm »ordnungsgemäß drei Mahlzeiten pro Tag« in sein Zimmer stellen, aber keine Zärtlichkeiten von ihm erwarten und ihn niemals kritisieren. Außerdem habe sie »sofort ohne Widerrede« sein Schlaf- und Arbeitszimmer zu verlassen, wenn er es wünsche.[5] Freunde der Familie waren entsetzt ob der Kaltschnäuzigkeit, mit der Einstein seine Ehefrau abservierte, als er keine Lust mehr auf sie hatte.

Untermauert werden die fließenden Übergänge von Aufmerksamkeitsstörungen zu Psychopathie schließlich auch durch die Hirnphysiologie. So zeigen beide Krankheitsbilder Unterfunktionen in und eine fehlende Feinabstimmung (Konnektivität) zwischen Gyrus cinguli, Amygdala, Inselregion und dem ventralen Striatum einerseits und dem präfrontalen Cortex, der für Selbstkontrolle steht, andererseits. Man kann den Funktionskomplex dieser Areale als »Dreigestirn zur Steuerung von Aufmerksamkeit, Antrieb und Affektregulierung« bezeichnen, was bereits die Folgen andeutet, wenn hier die Feinabstimmung fehlt:

- geringe Ängstlichkeit, kein Vermeiden von negativen Folgen für sich und andere;
- unteraktiviertes Gehirn und dadurch sensibel für Eintönigkeit und Langeweile;
- emotionale Dysregulation, also starke Stimmungsschwankungen und leichte Erregbarkeit;
- Störung der sozialen Wahrnehmung und Empathie, wenig Mitgefühl, man ignoriert oder missinterpretiert die Reaktionen der Mitmenschen;

[5] Goenner, Hubert, »Albert Einstein«, München 2015

- Verzögerungsintoleranz des Belohnungssystems (»delay aversion«), was bedeutet, dass man positive Verstärkungen umgehend haben und nicht auf sie warten will;
- Folgen dieser Intoleranz sind: Der betreffende Mensch begibt sich auf »Sensationssuche«, das heißt, er strebt nach intensiven Reizen, die ihm sofort einen intensiven Kick geben. Was in der harmlosen Variante solche Tätigkeiten wie das Dauerzappen am Fernsehgerät oder das Dauergoogeln im Internet sowie Bungee-Springen, Steilwandklettern, Triathlon oder teure Shopping-Touren bedeuten, in der schwerwiegenderen Variante aber auch in Börsenzockereien, Betrügereien, Überschuldung, Sadismus, Tierquälerei, Mord und Totschlag münden kann. Entscheidend ist, dass es den Kick bringt. »Harmlose«, also unspektakuläre Reize werden als langweilig empfunden und zugunsten neuer Reize ausgetauscht.

Der letzte Punkt ist es schließlich auch, der ADS, ADHS und Psychopathie zu Störungen der Leere macht. Denn das, wovor die Betroffenen am meisten Angst haben, sind Eintönigkeit und Langeweile. Ihr Gehirn kann es nicht ertragen, wenn nichts passiert. Das ist zwar bei vielen anderen Menschen, wie wir im ersten Kapitel erörtert haben, auch so. Doch bei ADS- bzw. ADHS-Patienten und Psychopathen kommt erschwerend hinzu, dass sie viel mehr, praktisch die ganze Alltagswelt als langweilig empfinden.

Die Reizschwelle, ab der sie zur positiven Erregung kommen, liegt bei ihnen relativ hoch, und sie erhöht sich immer weiter durch Lernen. Reicht es am Anfang noch, der Lehrerin nassforsche Widerworte zu geben, muss es später schon ein Tritt gegen ihr Schienbein sein; ist es anfangs noch genug, sich ohne Geländer an eine Klippe zu stellen, muss es später schon der Sprung am Bungee-Seil sein; und genügt es zunächst noch, der Katze das Feuerzeug an den Schwanz zu halten, muss später der ganze Kaninchenstall ins offene Feuer geworfen werden, um den ersehnten Kick empfinden zu können. Diese Eskalation der Stimuli bedeutet wiederum, dass immer mehr alltägliche Reize als langweilig empfunden werden. Viele ADS- bzw. ADHS-Patienten und Psychopathen stehen also vor dem besonderen Problem, dass sie in ihrem Kampf gegen die Leere automatisch eben diese Leere weiter vergrößern. Ein Circulus vitiosus, der gerade bei Psychopathen bedacht werden sollte, denen ja gerne eine völlige Leidensunfähigkeit bescheinigt wird. Ihr Verhalten wird dadurch zwar nicht entschuldigt, doch gegen ihr auswegloses Anrennen gegen die Leere wirkt die Bergtortur des Sisyphos fast wie ein Spaziergang.

Was aber nicht heißen soll, dass ein Psychopath für alle Zeit verloren ist. In einer unserer Studien gelang es uns, inhaftierte schwere Psychopathen so zu trainieren, dass sie ihre funktionsschwachen Hirnareale selbsttätig aktivieren und dadurch auch ihr Verhalten ändern konnten. Außerdem schaffen es minderschwere Fälle durchaus, mit ihrer inneren Leere so weit klarzukommen, dass sie nicht in die Eskalation der Stimuli abdriften. Zu diesem Ergebnis kommt auch der US-amerikanische Kriminalpsychologe Adrian Raine in einer Studie, die nicht nur ein bemerkenswertes Ergebnis brachte, sondern auch in ihrem methodischen Aufbau bemerkenswert war.[6]

Raine stellte sich nämlich die Frage: Wo finde ich Psychopathen, die nicht im Gefängnis sitzen, die also im Alltag mehr oder weniger erfolgreich sind? Die Spitzenmanager in Firmen, Verwaltungen oder politischen Parteien wären dafür wohl eine Option, doch sie haben in der Regel weder die Zeit, noch sind sie bereit, sich psychologisch untersuchen zu lassen. Also überlegte Raine weiter, und schließlich kam ihm die Idee, dass Zeitarbeitsfirmen eine gute Quelle sein könnten. Zwar gibt es dort nicht unbedingt hohe Gehälter, aber ansonsten bieten sie

[6] Raine, A. Ann N Y Acad Sci. 794; 1996

ziemlich viel, was einem Psychopathen entgegenkommt. Wie etwa kurzfristig zu erreichende Ziele und Erfolge, immer wieder neue Herausforderungen sowie soziale Kontakte von kurzer Dauer und geringer Verbindlichkeit. Und tatsächlich: Als Raine Angestellte von Zeitarbeitsfirmen psychologisch untersuchte, fand er dort achtmal so viele Psychopathen wie im Bevölkerungsdurchschnitt.

Bei diesen Untersuchungen stellte sich heraus, dass sich ein erfolgreicher Psychopath in einem wichtigen Punkt von seinem straffällig gewordenen Pendant unterscheidet. Er hat nämlich im Ruhezustand einen weitaus langsameren Pulsschlag und eine weitaus geringere Aktivität der Schweißdrüsen, und dies bedeutet, dass er das Nichtstun und die Leere als weniger stressig empfindet als andere Menschen. Zwar werden seine vegetativen Funktionen umso schneller und heftiger hochgefahren, sobald ein intensiver Stimulus kommt, also beispielsweise ein Action-Film betrachtet wird. Doch das ändert nichts daran, dass ein gesellschaftlich etablierter Psychopath seine innere Leere offenbar besser ertragen kann, denn sonst würde sie mehr Stress bei ihm auslösen.

Dies könnte im Umkehrschluss bedeuten, dass die innere Leere – gemessen an der geringeren Aktivierung – einen gewissen Schutz vor psychopathischer Kriminalität aufbaut. Vorausgesetzt, dass man sie ertragen kann und nicht mit allen Mitteln zu beseitigen versucht.

Borderline: Losgelöst, aber nicht frei

Alles in Ordnung im Leben von Dan Gallagher, einem erfolgreichen Anwalt aus New York. Im Job klappt's, und auch das Familienleben scheint intakt. Doch dann lässt er sich auf eine leidenschaftliche Affäre mit der Lektorin Alex ein. Für ihn steht fest, dass daraus keinesfalls mehr werden soll und er sein bisheriges Leben nicht umkrempeln will – doch sie sieht das ganz anders. Selbst klare Worte können Alex nicht davon abhalten, Dan immer obsessiver zu begehren und unter Druck zu setzen. So behauptet sie, von ihm ein Kind zu erwarten, dann unternimmt sie einen Selbstmordversuch, und schließlich kidnappt sie – nachdem sie schon deren Kaninchen getötet hat – seine Tochter. Die Geschichte endet mit einem großen und blutigen Showdown, in dem Dans Ehefrau die besessene Stalkerin erschießt. So ist es jedenfalls in der deutschen und amerikanischen Version des Films »Eine verhängnisvolle Affäre«. In der japanischen Variante endet der Film von Adrian Lyne nämlich so wie im Drehbuch ursprünglich vorgesehen: mit dem Selbstmord von Alex. Doch das wollten die Produzenten dem westlichen Kulturkreis nicht zumuten, also blieb der Suizid den Zuschauern am Fuß des Fuji vorbehalten, wo man Erfahrung mit der Kamikaze-Tradition hat.

»Eine verhängnisvolle Affäre«, mit Glenn Close und Michael Douglas in den Hauptrollen, kam schon 1987 in die Kinos, doch er gilt noch heute als ein cineastisches Meisterstück in der Darstellung der Borderline-Störung.

Mehr als eine Million Menschen hierzulande sollen von ihr betroffen sein. Die Störung ist wesentlich dadurch geprägt, dass die Betroffenen kaum ihre Gefühle regulieren können. Das heißt: Bei ihnen ist die Erregbarkeitsschwelle besonders niedrig und das Erregungsniveau umso höher, die Emotionen werden sehr intensiv erlebt und können nicht heruntergefahren werden. Borderliner kennen meistens nur Schwarz oder Weiß, Gut oder Böse, sodass sie beispielsweise – wie Alex – nicht akzeptieren können, wenn jemand mit ihnen Sex hat, ohne später eine Beziehung mit ihnen einzugehen und dafür aus der Familie auszubrechen. Genauso, wie sie nicht ertragen können, überhaupt von jemandem verlassen zu werden, weil sie das nicht als vorübergehenden Zustand, sondern als endgültige Verurteilung zur Einsamkeit interpretieren. Was bereits ahnen lässt, dass die Leere in ihrem Leben eine wichtige und angsteinflößende Rolle spielt.

Bestätigt wird diese Annahme dadurch, dass Borderliner selbst immer wieder von unerträglichen Zuständen der inneren Leere berichten. Bei mehr als der Hälfte der behandelten Fälle berichten die Betroffenen, dass ihnen aufgrund einer ungewollten und anhaltenden Achterbahn ihrer Gefühle die Sicherheit fehlt, »wer man wirklich ist«. Was uns zu einem wesentlichen Punkt ihrer Störung bringt: der Dissoziation. Und zwar im Sinne einer Ablösung von sich und vom eigenen Körper. Borderliner sind quasi nicht »sie selbst«, sie erleben ihr Verhalten als nicht selbstkontrolliert. Stattdessen betrachten sie sich von außen als Objekt, und dies liegt vor allem an traumatischen Erfahrungen in ihrer Kindheit.

Bei keiner anderen Persönlichkeitsstörung finden sich so viele Hinweise auf körperliche Misshandlung und Missbrauch in der Geschichte der – meist weiblichen – Patienten. Nach Untersuchungen in den USA hat über die Hälfte aller stationär behandelten Borderline-Patientinnen Inzest erlebt, und hierbei muss man das besondere Verhältnis der Beteiligten sehen. Denn der Täter ist ja nicht irgendjemand, sondern eine wichtige – oft die wichtigste – Bezugs- und Vertrauensperson. Dadurch kann das Opfer seine Angst nicht mehr als Folge einer fremden Gewalt sehen, und es wird ihm auch die Möglichkeit der Schutzsuche genommen, weil sein potentieller Beschützer ja gleichzeitig der Aggressor ist. Weil es weder für seine Angst noch für seine Schutzsuche ein Objekt finden kann, muss das Opfer zu einer anderen Bewältigungsstrategie greifen, und die besteht darin, aus sich selbst herauszutreten, um sich aus der unmittelbaren Betroffenheit zu entlassen und das Leben besser ertragen zu können. Die Abspaltung von sich selbst wird zum Rettungsanker im Ozean der traumatischen Erfahrungen.

Allerdings fallen viele Borderline-Patienten auch durch Selbstverletzungen wie das sogenannte Ritzen auf, weil sie durch die Entfremdung von ihrem eigenen Körper weniger Schmerzen empfinden. Zudem verwischen dadurch, dass sie sich selbst zum Objekt degradieren, die Grenzen zu anderen Objekten: Sie überschreiten im Umgang mit anderen Menschen oft Grenzen.

Am Berliner Max-Planck-Institut für Bildungsforschung hat man untersucht, wie sich die Hirnaktivitäten von Borderlinern verändern, wenn man ihnen die Fotos von emotional positiv oder negativ erregten Menschen zeigt.[7] Demnach entwickeln sie dabei, im Vergleich zu einer gesunden Kontrollgruppe, eine viel stärkere Aktivierung in der Insula. Dieser entwicklungsgeschichtlich sehr alte Teil der Großhirnrinde informiert uns, in welcher Gefühlslage wir uns befinden, indem es den übrigen Hirnarealen die Körperveränderungen bei Emotionen meldet. Und weil sie uns dadurch auch ähnliche Körperveränderungen bei anderen Menschen erkennen lässt, befähigt sie uns gleichsam zur Empathie. Bei Psychopathen wird diese Hirnregion in der Regel kaum aktiv, beim Borderliner hingegen läuft sie zur Hochform auf. Was dazu verführen könnte, die beiden Störungen als Gegensätze zu betrachten, nach dem Muster: Was der eine zu wenig hat, hat der andere zu viel. Nur dass Borderliner eben nicht wirklich empathisch sind.

Denn sie werden zwar, wie das Berliner Forscherteam beobachtete, beim Betrachten emotionaler Fotos stark erregt, doch von Empathie – dass sie also nachempfinden würden, was der andere fühlt – kann keine Rede sein. Ihr Gehirn ist so beschäftigt mit den eigenen Gefühlen und dem – meist vergeblichen – Versuch, diese unter Kontrolle zu bringen, dass es gar keinen Blick mehr für den anderen Menschen haben kann. Nicht umsonst hat man im Borderliner-Gehirn eine verkleinerte Amygdala und einen verkleinerten Hippocampus gefunden, zwei zen-

7 Dziobek, I. u.a., Neuroimage 57(2); 2011

tralen Einheiten für die Steuerung von negativen Emotionen. Studienleiterin Isabel Dziobek möchte deshalb beim Borderliner nicht von Empathie sprechen, sondern von einer »emotionalen Ansteckung«, die so groß sei, »dass sich die Betroffenen gar nicht mehr richtig auf die betrachtete Person einlassen können«. Sie fühlen zwar etwas, wenn sie andere Menschen in emotionalen Situationen sehen, doch es ist eben nicht das, was das Gegenüber fühlt. Dies passt zu den Beobachtungen klinischer Psychologen, wonach Borderliner oft ihre eigenen Gefühle in andere Menschen hineininterpretieren und beispielsweise die eigene Wut dem Partner unterschieben (»Du kommst mir heute so wütend vor«).

Die Therapie von Borderline-Patienten ist schwierig und hängt wesentlich davon ab, ob das frühe Lebensumfeld besonders brutal war oder beispielsweise ein Vater-Tochter-Inzest vorliegt. Viele brechen die Behandlung ab, weil sie mit dem Therapeuten nicht kooperieren können und ihn stattdessen – getreu ihres Schwarz-Weiß-Schemas – vergöttern oder verachten. Was aber nicht heißen soll, dass es keine konkreten Erfolgschancen für die Therapie gibt; Experten schätzen sie immerhin auf 60 bis 70 Prozent. Was aber vermutlich nicht nur an der Behandlung liegt. Sondern auch daran, dass Borderliner keinen völligen Realitätsverlust erleiden, sodass therapeutische Maßnahmen noch einen gewissen Heilerfolg erzielen können. Bei der Schizophrenie hingegen ist diese Grenze überschritten.

Schizophrenie: die Reizflut zum Nichts

Hätten Sie gedacht, dass die Krankheitsbezeichnungen Schizophrenie und Demenz gemeinsame historische Wurzeln haben? Als der Schweizer Psychiater Eugen Bleuler am 24. April 1908 erstmals – auf einer Sitzung des Deutschen Vereins für Psychiatrie – den Begriff »Schizophrenie« einführte, ahnte er bereits, dass es dieses Wort schwer haben würde, sich bei den Kollegen durchzusetzen. Der Begriff kommt nämlich aus dem Griechischen und bedeutet so viel wie »gespaltene Seele«. Und wie will man das reparieren? Zwänge, Ängste, Tics und Schwermut – so etwas kann man behandeln. Aber die gespaltene Seele? Und was soll ein Psychiater mit einer Krankheit, die er nicht heilen kann?

Also griff Bleuler zusätzlich auf einen anderen Begriff zurück, der damals in der Psychiatrie kursierte: Dementia praecox. Seinem Aufsatz in einer psychiatrischen Zeitschrift gab er den Titel: »Die Prognose der Dementia praecox (Schizophreniegruppe)«[8]. Das Problem war jedoch, dass »Dementia praecox« auch schon von dem deutschen Psychiater Emil Kraepelin in Beschlag genommen war, um einen Zustand von depressiver Interesse- und Bewegungslosigkeit zu beschreiben, was auch dem heutigen Sprachgebrauch von Demenz deutlich näherkommt. Da drohten Konflikte. Doch die waren für Bleuler kein Problem. Er sagte einmal: »Die Universalkurve der ganzen Welt wäre anders, wenn ich nicht gelebt hätte.« Mit solch einem Selbstbewusstsein, das an den Größenwahn seiner Schizophrenie-Patienten erinnert, scheut man keine Konflikte. Also blieb Bleuler bei »seiner« Dementia praecox. Was die Kollegen vor das Problem stellte, wie sie die Krankheit nennen sollten. »Dementia praecox« verbat sich, aus Respekt vor Kraepelin. Schizophrenie ging auch nicht, weil das so negativ klang. Also wählte man einen ganz anderen Namen: »Bleuler'sche Krankheit« oder auch »Morbus Bleuler«. Dass man damit bei ihrem Namenspatron offene Türen einrennen würde, war klar. Und so konnte sich die Schizophrenie als

---

[8] Bleuler, E, Allgemeine Zeitschrift für Psychiatrie und psychischgerichtliche Medizin 65; 1908

»Morbus Bleuler« zunächst durchsetzen; man findet den Begriff noch heute in einigen Fachlexika.

Dabei hätte man zur Beschreibung der Schizophrenie gar nicht einen so großen Bogen um die Dementia praecox machen müssen. Zwar stellen wir uns Schizophrene gerne in Gestalt tobender Wahnsinniger vor, die im Irrenhaus für Stimmung sorgen. Doch tatsächlich gibt es auch Formen, wie etwa die katatone und die hebephrene Schizophrenie, die früher – wenig schmeichelhaft – als »läppische Verblödung« bezeichnet wurden und sich durch eine depressive Interesse- und Bewegungslosigkeit auszeichnen, was wiederum an die Demenzpatienten erinnert, die uns heute in Pflegeheimen begegnen. Zudem treffen sich Demenz und Schizophrenie auch in einem bestimmten Hirnareal, das wir schon im Zusammenhang mit Depression und der Borderline-Störung genannt haben: dem Hippocampus.

Ein Forscherteam um Jessica Turner von der Georgia University in Atlanta hat die Daten von insgesamt fünfzehn Zentren ausgewertet, in denen per Kernspintomograph die Gehirne von über 2000 Schizophrenie-Patienten und knapp 2500 gesunden Personen vermessen und verglichen wurden.[9] Dabei zeigten die Schizophrenen deutliche Verkleinerungen bei Amygdala und Nucleus accumbens, die vor allem für die negative emotionale Einfärbung von Informationen, aber auch das Entstehen von Glücksgefühlen zuständig sind. Am stärksten fiel jedoch die Verkleinerung beim Hippocampus aus: Er war im Durchschnitt über vier Prozent kleiner als bei einem gesunden Menschen. In diesem Hirnareal werden bekanntlich die Gedächtnisinhalte zu einem sinnvollen Ganzen gebündelt, in ihm sitzt also ein wesentlicher Teil unseres Assoziationsvermögens. Man kann daher seine Verkleinerung als einen Schritt zur Dissoziation und damit in Richtung Leere interpretieren; die soziale Außenwelt verliert ihre Bedeutung und wird frag-

9 Van Erp, T.G.M. u.a., Molecular Psychiatry 21; 2016

mentiert – was sich auch am Verhalten von Schizophrenie-Patienten ablesen lässt.

So fallen schizophrene Menschen schon weit vor Ausbruch der Krankheit dadurch auf, dass sie bedeutungsvolle und bedeutungslose Informationen nicht voneinander unterscheiden können. Normalerweise funktioniert unser Gehirn so, dass es sich wie ein Fischer nur das aus dem Netz zieht, was es gebrauchen kann: Die Fische kommen auf den Markt, die alten Reifen und Blechdosen zurück in den Strom; nur die bedeutungsvollen Signale werden im Gehirn weiterverarbeitet, die übrigen ignoriert. Das spart Arbeit und Energie. Beim Schizophrenen funktioniert dieser Mechanismus jedoch nicht. Sein Gehirn holt sich auch den Müll aus dem Netz, die Signale werden also nicht gefiltert, sondern ohne sonderliche Vorauswahl verarbeitet. Weswegen beim Schizophrenen auch der Thalamus, der normalerweise die Filterfunktion übernimmt, weniger aktiv ist. In der Folge kommt es zu einer Reizflut, die einerseits neue Welten und Sichtweisen eröffnen und dadurch beachtliche Kreativleistungen anschieben kann, wie etwa bei dem Dichter Friedrich Hölderlin oder dem Mathematiker John Forbes. Andererseits kann aus der Überfülle der Reize auch das genaue Gegenteil werden, nämlich das Nichts. Denn wenn alles von gleicher Bedeutung ist, heißt das am Ende, dass alles *ohne* Bedeutung ist. Nicht umsonst hat Friedrich Nietzsche die »Zertrümmerung aller Werte« als Grundlage für die Philosophie des Nihilismus herausgearbeitet. Die Unfähigkeit, den Dingen eine Bedeutung zu geben, bringt deshalb den Schizophrenen zwangsläufig in die Nähe der Leere: Es entstehen keine sinnvollen Zusammenhänge mehr.

Dazu gehört auch, dass die Betroffenen sich oft als fremdgesteuert empfinden. Denn wenn alles bedeutungslos ist, gibt es auch keine Unterscheidung zwischen innen und außen, zwischen Selbst und Welt. Etwa 84 Prozent der Psychotiker nehmen Gedanken wahr, die sie zwar selbst produzieren, von denen sie aber meinen, dass sie von außen kämen. Typisch ist das Hören von Stimmen, die zwar nur selten einen befehlenden Charakter haben, aber allein durch ihre ständige Präsenz das Handeln des Betroffenen beeinflussen. Oft fühlen Schizophrene sich dadurch auch beleidigt oder sogar bedroht. Es gibt Psychotiker, die auf harmlose Vögel schießen, weil sie sich von ihnen verfolgt fühlen. Andere toben, weil sie in dem freundlichen Lächeln ihres Gegenübers ein höhnisches Grinsen gesehen haben. So wie ja selbst gelassene Menschen irgendwann mal reagieren und wütend werden, wenn man sie fortwährend beleidigt und verfolgt, so ist es beim Schizophrenen. Nur dass bei ihm schon schwache negative Reize ausreichen.

Die Wirkung des Gefühls, fremdgesteuert zu sein, hat aber noch weiterreichende Folgen. Denn das Gehirn des Schizophrenen lernt aus der Empfindung, wie eine Marionette an irgendwelchen Fäden geführt zu werden, dass sein eigenes Handeln keinen Effekt mehr hat. Wenn aber kein Effekt erzielt wird, hat es auch keinen Sinn mehr, noch irgendetwas tun zu *wollen*. Weswegen viele Schizophrenie-Patienten am Ende in einem Zustand der Interesse- und Teilnahmslosigkeit versinken. Diesen Prozess des Versinkens, in dem sie spüren, wie sich das Nichts unaufhaltsam wie ein drohender Schatten über ihr Leben senkt, erzeugt natürlich eine starke Angst, und oft auch den Wunsch, dass alles endlich ein Ende hat. Bis zu zehn Prozent der Schizophrenie-Patienten begehen Selbstmord. Die meisten tun das jedoch, während sie in der Leere versinken, und nicht, wenn sie dort bereits angekommen sind. Und damit sind wir bei einem entscheidenden Punkt.

Man könnte die nachlassende Selbstmordtendenz damit erklären, dass Schizophrene im späten Stadium ihrer Erkrankung – nach längerem Leiden – nicht mehr die Kraft und die notwendigen kognitiven Fähigkeiten dazu besitzen. Doch es ist noch eine andere Erklärung vorstellbar, nämlich dass Schizophrenie-Patienten, solange sie sich im Prozess des Versinkens befinden, noch realisieren, wie ihr bisheriges Leben verlorengeht. Dass diese Wahrnehmung für große Verzweiflung sorgt, liegt auf der Hand. Doch später, wenn man in der Leere angekommen ist, erlischt der Wille und damit auch der Drang, noch etwas ändern zu wollen. Der Selbstmord erscheint jetzt genauso bedeutungslos wie alles andere, und so besteht kaum noch die Gefahr, dass er realisiert wird. Vor diesem Hintergrund könnte man Schizophrenie-Patienten in diesem Stadium sogar als »erlöst« betrachten: Sie müssen jetzt nichts mehr in die Wege leiten, noch nicht einmal mehr ihren eigenen Tod.

Wir wollen jetzt nicht so weit gehen, den finalen Zustand der Leere bei einem Schizophrenie-Patienten als vollendetes Glück zu bezeichnen. Aber wir sollten ihn auch nicht, nur weil der Betroffene interesselos vor sich hin dämmert, als unvorstellbares Leid betrachten. Wir werden später an den Locked-in-Patienten noch eindringlicher sehen, dass wir einen Zustand, den wir uns als wollende und sich bewegende Menschen schlechterdings nicht vorstellen können, nicht voreilig als Hölle bezeichnen sollten, die es möglichst schnell und »menschenwürdig« zu beenden gilt. Denn die Leere ist ein Zustand, mit dem unser Gehirn durchaus umgehen kann, auch wenn der Weg dahin oft als Tragödie empfunden wird. Das Schlimme an psychischen Störungen wie Depressionen, Borderline-Erkrankung oder Schizophrenie ist, dass der Kranke auf eine lange Rutschbahn in die Leere geschickt wird. Er hat kaum oder keine Kontrolle über diesen Prozess, aber er spürt, dass er im Begriff ist, sein ursprüngliches Leben als Gesunder für immer zu verlieren.

Doch was, wenn man unten angekommen und der Weg zu Ende ist? Das Schicksal von Demenz- und Alzheimer-Kranken zeigt deutlich, dass dies nicht zwangsläufig die Hölle sein muss.

Demenz: Lieber sabbernd in der Ecke sitzen

Genug geschuftet! Als Theo in Rente ging, beschloss er, nichts mehr zu tun. Und zwar wirklich rein gar nichts mehr! Den Sommer über in die Ferienwohnung auf Fehmarn fahren, aber sonst nichts! Ehemalige Arbeitskollegen versuchten ihn wegen seiner guten Stimme in ihren Altherrenchor zu locken, und die Rheuma-Liga hätte den grundsoliden Bankkaufmann gerne für ihre Buchhaltung gewonnen – vergebens. Alles Zureden fruchtete nichts, und als man Theo damit drohte, dass ihn seine Inaktivität zielsicher in die Demenz führen würde, schaltete er erst recht auf stur: »Lieber sabbernd in der Ecke sitzen, als sich noch für irgendjemanden bucklig schuften.« Er war zwar nie ein Kommunist gewesen, doch er hatte sich nach dem Krieg vom mittellosen Weichsel-Flüchtling zum Betriebsratsvorsitzenden der Deutschen Bank hochgearbeitet und dabei erfahren, dass Arbeit oft mit Ausbeutung einhergeht. Also stand für ihn mit dem Rentenbeginn fest: Ich knechte für niemanden mehr.

Als Theo Mitte siebzig war, wurde auch die Ferienwohnung verkauft. Fortan pendelte er nur noch zwischen Küche und Schlafzimmer, ging nicht mehr aus dem Haus und wurde immer dicker. Er schaute kaum noch fern (»Läuft doch eh nur Scheiß«), ein Bücherleser war er ohnehin nie gewesen (»Macht nur die Augen kaputt«), und das Hörgerät wurde konsequent ignoriert (»Dann kann man die Welt besser ertragen«). Aber die angedrohte Demenz kam erst mal nicht. Als wollte sein Gehirn allen zeigen, dass es genug an sich selbst hatte. Erst mit Anfang achtzig wurde Theo immer vergesslicher, sein Bewegungsdrang erlahmte fast vollständig, und er wurde inkontinent und gelegentlich aggressiv. Kurz: ein Pflegefall. Seine Frau kümmerte sich um ihn, doch irgendwann war der 120 Kilo schwere Mann für sie nicht mehr zu bewältigen, und er kam ins Pflegeheim.

Die ersten Monate waren kein Zuckerschlecken, weil Theo

noch vergeblich hoffte, irgendwann wieder nach Hause zu kommen. Er konnte dann auch wütend werden, aber mit der Zeit verebbte sein Zorn. Das Pflegeheim wurde in seiner Funktion als Pflegeheim ausgeblendet – und mehr und mehr zu einem Hotel. Auf Fehmarn, wo die Familie früher die Ferienwohnung gehabt hatte.

Drei Wochen vor seinem Tod bekam Theo Besuch von seinem jüngsten Sohn. Er freute sich, und der Sohn freute sich, dass sein Vater ihn erkannte. Theo fragte:

»Wo wohnst du, wo bist du abgestiegen?«

»Bei Mama in der Wohnung. Ist ja nicht weit von hier.«

»Kann nicht sein. Die Wohnung haben wir verkauft.«

»Äh … Aber eigentlich wohnt Mama noch da.«

»Nee. Geht gar nicht. Ist verkauft.«

Der Sohn war irritiert, doch für den Vater war die Sache erledigt. Nach einer Weile fragte er:

»Sollen wir nachher an den Strand und dann was essen gehen? Einen schönen Fisch, oder so?«

Dem Sohn schwante, dass sein Vater auf Fehmarn zu sein glaubte. Also antwortete er:

»Okay, können wir machen.«

Theo war zufrieden. Er wandte sich ab und schaute den Tauben vor dem Fenster zu. Nach einer Weile drehte er sich wieder um, und er freute sich, dass sein Sohn zu Besuch gekommen war:

»Wo wohnst du denn?«

»Im Hotelhochhaus am Strand, das mit den drei Türmen.«

»Ah ja. Wie teuer?«

»Achtzig Euro die Nacht.«

»Was? Die sind ja irre.«

Dann noch ein bisschen Geplänkel, und er drehte sich wieder zum Tauben-Gucken ab. Ein paar Minuten Schweigen, bis er sich zurückdrehte und sich erneut über den Besuch des Sohnes freute:

»Wo wohnst du denn?«

»Im Hotelhochhaus am Strand. Das mit den drei Türmen.«

»Ah ja. Wie teuer?«

»Achtzig Euro die Nacht.«

»Och. Das geht doch. Hätte gedacht, dass die mehr nehmen.«

Theo entschlief im Alter von knapp 88 Jahren. In seinem Bett, und die Pfleger trauerten um einen ihrer friedlichsten und lustigsten Heimbewohner. In den letzten Monaten seines Lebens hatte er seinen Frieden gefunden. Und das hatte weniger mit dem berüchtigten Witz zu tun, wonach Demenzkranke jeden Tag genießen können, weil er jedes Mal ein neuer, von Erinnerungen unbelasteter Tag für sie ist. Sondern damit, dass die Dinge für das demente Gehirn ihre Bedeutung verlieren. Achtzig Euro für ein Hotelzimmer können teuer oder billig sein, das ist zwar noch erwähnenswert, aber an sich egal und mit wenig Assoziationen und Bedeutung verbunden. Der Sohn kann gerade gekommen sein oder schon stundenlag da sitzen, auch das ist egal. Keine Verantwortung für jemand anders mehr und keine bedeutungslastige Schwere mehr, sondern eine leichte Leere – und der Ursprung dieser Entwicklung liegt wieder vor allem im Hippocampus, einem der ältesten Areale in unserer Großhirnrinde.

Holländische Forscher haben im Kernspin die Hirne von gesunden und dementen Menschen untersucht und dabei deutliche Größenunterschiede im Hippocampus gefunden. Was aber noch bedeutsamer ist: Hatte ein gesunder Mensch bei der Erstuntersuchung bereits einen verkleinerten Hippocampus, so hatte er ein fast sechsfach erhöhtes Risiko, anderthalb Jahre später an einer Demenz zu leiden. Und wenn innerhalb dieser Zeitspanne das Hippocampus-Volumen noch einmal kleiner geworden war, sprang das Demenz-Risiko sogar auf das 61fache. Für Studienleiter Wouter Henneman vom University Medical Center in Amsterdam steht daher fest, dass die großflächigen Substanzverluste im Gehirn, wie man sie auf vielen

Fotos von Alzheimer-Patienten sehen kann, bereits den fortgeschrittenen Verlauf der degenerativen Hirnerkrankung anzeigen: »Doch ihren Beginn nimmt sie im Hippocampus.«[10]

Im Hippocampus werden die einzelnen Inhalte des Gedächtnisses wie gesagt zu einem sinnvollen, fassbaren Ganzen vertäut. Was im Falle eines degenerativen Schrumpfens bedeutet, dass unserer Denk- und Wahrnehmungswelt die Zusammenhänge verlorengehen. Dies zeigt sich im weiteren Verlauf auch in anderen Bereichen des Gehirns.

So kommt es, vermutlich eingeleitet durch die Degeneration des assoziierenden Hippocampus, zu einem dramatischen Substanzverlust der Synapsen im Großhirn. Mit der Folge, dass immer mehr Nervenzellen voneinander isoliert werden. Wenn ungefähr zehn Prozent der Synapsen untergegangen sind, zeigt der betroffene Mensch in der Regel die ersten deutlichen Symptome einer Demenz.

Mit sogenannten Cholinesterase-Hemmern versucht die Medizin, den Untergang der Synapsen zu verlangsamen. Ihre Wirkung besteht darin, den Untergang von Acetylcholin, einem wesentlichen Hirnbotenstoff für assoziative Verknüpfungen, zu verlangsamen. Im Experiment konnte man zudem nachweisen, dass diese Medikamente auch für mehr Mitochondrien, also mehr Energie in den Nerven sorgen. Doch die klinischen Erfolge sind mäßig. Laut Einschätzung des Instituts für Qualität und Wirtschaftlichkeit im Gesundheitswesen führen Cholinesterase-Hemmer gerade mal bei 16 Prozent der Demenzpatienten kurzzeitig zu einer kognitiven Verbesserung, in Bezug auf die Alltagsbewältigung liegt die Quote sogar nur bei acht Prozent. Ob nicht-medikamentöse Maßnahmen wie das sogenannte Hirnjogging eine Demenz verzögern können, ist ebenfalls fraglich. So kommt eine Expertenkommission unter Leitung des Stanford Center on Longevity und des Max-

---

[10] Henneman, W.J.P. u.a., Neurology 72(11); 2009

Planck-Instituts für Bildungsforschung nach Auswertung der entsprechenden Studienlage zu dem Schluss, dass Denkspiele und softwarebasierte Trainingsprogramme nur jene Fertigkeiten verbessern, die sie trainieren: »Doch nur die wenigsten dieser Programme zeigen eine positive Wirkung auf allgemeine geistige Fähigkeiten oder Leistungen in Alltagssituationen.«[11] Wer also sein Gedächtnis trainiert, indem er sich Wortlisten einprägt, kann sich anschließend besser Listen von Wörtern merken – mehr aber auch nicht.

Der Untergang der Synapsen bei der Demenz lässt sich also offenbar nicht aufhalten. Was möglicherweise daran liegt, dass wir mit unserer immer höher werdenden Lebenserwartung die Regenerationsfähigkeit des Gehirns schlichtweg überfordern – denn bei Affen, die schon mit vierzig oder fünfzig Jahren sterben, gibt es keine Demenz. Doch all das sollte uns nicht in Panik versetzen. Denn wir machen oft den Fehler, dass wir bei Demenz und Alzheimer den Blick nur auf das lenken, was wir durch diese Krankheiten verlieren. Tatsächlich gewinnen wir durch sie auch etwas. Nämlich die Leere – und das ist ein Zustand, mit dem unser Gehirn durchaus umgehen kann.

Schauen wir uns zur Erläuterung dieses – auf den ersten Blick schräg wirkenden – Profits an, woraus eigentlich die Welt in unserem Kopf besteht, solange das Gehirn fit ist. Nämlich aus Assoziationen, also aus Verknüpfungen von A, B, C usw. Wir erkennen beispielsweise unsere Mutter, weil sie die passende Stimme und das passende Aussehen hat, und wir steigen zielsicher in die Straßenbahn zur Arbeit, weil sie in die korrekte Richtung fährt und wir vorne die richtige Liniennummer erkennen. Alles Assoziationen, die aus den einzelnen Wahrnehmungen eine Welt zusammenbasteln, in der wir uns zurechtfinden, uns orientieren können. Mit zunehmender Demenz geht diese Welt jedoch verloren. Die einzelnen Hirnarea-

---

[11] Max-Planck-Institut für Bildungsforschung, 21.10.2014

le sind zwar durchaus noch funktionstüchtig – was man auch im EEG sehen kann –, doch sie kommunizieren immer weniger miteinander. In der Folge »isolieren« sich die wahrgenommenen Dinge der Welt, sie verlieren ihre Bedeutung, die sich bis dahin aus ihrem Verhältnis untereinander ergeben hat. Die Straßenbahn wird zwar zunächst noch als Straßenbahn wahrgenommen, aber wir können nicht mehr erkennen, wohin sie fährt. Und schließlich geht auch die Verknüpfung zum Begriff verloren, die Straßenbahn wird nicht mehr als solche erkannt. Der Demenzpatient verabschiedet sich von der Welt der Begriffe.

Dass diese Entwicklung zunächst als quälender Verlust wahrgenommen wird, liegt auf der Hand. Denn sie reißt uns aus der gewohnten Welt, die sicheren Orientierungspunkte unseres assoziierenden Bewusstseins verschwinden, und das erzeugt Angst. Ganz zu schweigen davon, dass man merkt, dass andere Menschen diese Entwicklung *nicht* haben und man sich ihnen unterlegen fühlt. Die anderen erinnern sich wie selbstverständlich an die Fernsehsendung vom Abend zuvor oder an den letzten Urlaub, und man selbst weiß noch nicht einmal mehr, was es eine Stunde zuvor zum Mittagessen gegeben hat. Und der Familien- und Freundeskreis wird immer kleiner, weil man deren Mitglieder einfach nicht mehr erkennt. Das ist hart. Doch irgendwann werden diese negativen Gefühle schwächer. Weil mit der Bedeutung der Dinge auch die Möglichkeit zum Vergleich verlorengeht. Der Demenzpatient spürt immer weniger, dass ihm im Unterschied zu vorher und zu anderen etwas fehlt, weil er schlichtweg keinen Unterschied mehr wahrnimmt.

So leidet er schließlich auch nicht mehr daran, dass er sich in der Leere verliert. Erstens, weil sie das bedeutungserfüllte Dasein abgelöst hat und kein Ausnahmezustand mehr ist, sondern die Regel. Und zweitens, weil die Leere – wie vieles andere auch – als Begriff zu existieren aufhört. Weswegen es die meisten Demenzkranken am Ende als Störung empfinden, wenn man sie aus ihrem Dahindämmern herauszureißen sucht. Theo etwa reagierte mit schroffer Ablehnung, wenn man ihn zu Bingo, Sudoku oder anderen Spielen anregen wollte. Er wollte zwar noch immer die Tageszeitung in seiner Nähe haben, doch eigentlich nur, weil sie zu seiner gewohnten Umgebung gehörte – in seinen letzten Jahren las er keine einzige Zeile mehr. Wenn man ihn darauf ansprach, dass er doch mal darin blättern solle, griff er entweder zur Notlüge (»Hab ich doch schon«), oder aber er blaffte: »Lies du doch – dann gibst du wenigstens Ruhe.«

Wir sollten nicht die Maßstäbe aus unserem Leben an jemanden anlegen, der dieses Leben hinter sich gelassen hat. Dass dies oft ein Fehler ist, mussten wir auch während unserer Studien in Tübingen erfahren, als wir versuchten, mit Demenzpatienten in Kontakt zu kommen, die im Alltag kaum noch kommunikative Regungen zeigten. Wir wählten dazu den Weg der klassischen Konditionierung, wie sie Ende des 19. Jahrhunderts von dem russischen Verhaltensforscher Iwan Pawlow begründet wurde. Das heißt, wir spielten unseren Probanden unterschiedliche Töne vor und verknüpften diese gleichzeitig mit einem intensiven positiven oder negativen Reiz, also etwa dem Anblick eines leckeren Snacks oder einem schrillen Ton (die Angehörigen oder der Vormund müssen dazu nötigenfalls die Erlaubnis geben). Gleichzeitig wurden ihre Hirnströme per EEG und ihre Hirndurchblutung per Kernspin gemessen und die Messergebnisse in einem Computer ausgewertet. Dies setzten wir so lange fort, bis der Computer – nur anhand der Hirnkurven – zuverlässig erkennen konnte, ob gerade negative oder positive Emotionen erlebt wurden. Danach legten wir den Versuchsteilnehmern angenehme oder unangenehme Bilder vor, wie etwa eine blühende Landschaft oder eine Kriegs- oder Unfallszene. In vielen Fällen waren die Probanden außerstande, die jeweilige Szene zu beschreiben, und zwar vor allem dann, wenn sie in ihrem Leben selbst nichts Vergleichbares erlebt hatten. Trotzdem konnte der Computer anhand der Hirnstromkurven erkennen, ob sie positive oder negative Empfindungen hatten. Wir hatten die Demenzpatienten – wenn auch auf einer sehr einfachen emotionalen Ebene – zum Reden gebracht.

Schon malten wir uns aus, wie ein Demenzpatient auf diese Weise beispielsweise mitteilen könnte, dass er bestimmte Menschen oder auch ein Pflegeheim als unerträglich empfindet. Was ja nicht nur für den Kranken eine Erleichterung wäre. Es könnte auch für manch anderen Menschen in der Umgebung peinlich werden, der vorher noch betont hatte, dass der Patient wohl zufrieden sein müsste, weil er sich ja nie beschwert hätte. Doch die Ernüchterung folgte auf dem Fuße. Denn wir mussten feststellen, dass unsere Methode bei Patienten mit weit fortgeschrittener Demenz nicht funktionierte. Entweder konnte der Computer keine Logik in ihren Hirnströmen erkennen, oder die Probanden zeigten später bei den Fotos keine eindeutige Reaktion. Wir verfolgten daher das Projekt nicht weiter, weil es uns dem Ziel – nämlich der Kommunikation mit fortgeschrittenen Demenzkranken – nicht näherbrachte. Aus heutiger Sicht würde ich aber sagen, dass die Studie doch eine wichtige Erkenntnis brachte.

Denn wenn der Computer keine emotionale Logik mehr feststellen kann, lässt sich das auch als deutlicher Hinweis darauf werten, dass der betreffende Mensch die Welt der Bedeutungen, wie wir sie gewohnt sind, verlassen hat. Die Assoziation der Dinge mit einer positiven oder negativen Emotion, sie geht im Verlauf der Demenz schließlich genauso verloren wie alle anderen Assoziationen auch. Wir Gesunden empfinden das als Gefühlsverarmung und damit als schweren Verlust. Weswegen wir dazu neigen, den Demenzkranken unbedingt noch schöne Erlebnisse zu verschaffen. Obwohl sie es oft gar nicht mehr wollen, da alles mehr oder weniger in der Bedeutungsleere versinkt, sodass sie ja gar nichts mehr wollen *können*. Theo wurde einmal von seiner Familie mit nach draußen genommen, zum Eisladen. Es war ein Fiasko. Denn Theo wollte lieber im Pflegeheim bleiben: »Dort gibt es auch Eis.« Auf den Einwand, dass es doch schöner sei, das Eis draußen im Freien zu essen, kam die Antwort: »Aber nicht für mich.« Er hatte recht.

Ein Demenzpatient im fortgeschrittenen Stadium hat nicht mehr die gleichen Werte wie wir, er empfindet nicht die gleichen Dinge als angenehm oder unangenehm. Wenn in seiner Welt die Dinge an Bedeutung verlieren, verlässt er auch das Wertesystem, in dem wir uns bewegen. Was nicht bedeuten soll, dass wir uns um Demenzpatienten überhaupt nicht mehr kümmern sollen. Denn manchmal steigen sie völlig unerwartet aus der Leere empor. Einmal stimmte eine Mitbewohnerin von Theo ein Lied an, das offenbar auch den anderen Heimbewohnern bekannt war, denn sie sangen fast alle voller Inbrunst mit: »In einem Polenstädtchen, da lebte einst ein Mädchen.« Ein Chor der Entfesselten, die offensichtlich großen Spaß hatten. Dann waren alle Strophen gesungen, und die Pflegerin fragte, ob sie noch ein anderes Lied singen könnten. Sie bekam: »In einem Polenstädtchen, da lebte einst ein Mädchen.« Und danach noch einmal, weil die Alten keine Abwechslung, sondern eben dasselbe wollten. Danach versank der Raum wieder in Schweigen. Als wäre nichts gewesen, und später konnte sich Theo auch tatsächlich nicht an die Gesangseinlage erinnern. Es war schön, wie es war, aber eben nicht erinnernswert. Das Wesen der Leere besteht darin, dass sie nur Augenblicke zulässt, die in dem Moment, in dem sie passieren, auch schon wieder verschwunden sind.

Kapitel 11

Das richtige Leben im falschen Körper[1]: Vom Glück im Locked-in

Waltraut Fähnrich ist siebzig Jahre alt, doch das sieht man ihr nicht an. Ihr Gesicht wirkt jung, fast mädchenhaft. Die Haut scheint wie mit Wachs überzogen, von den Falten, die man normalerweise bei Menschen ihres Alters sieht, keine Spur. Doch man kann auch nicht sagen, dass Waltraut besonders agil für ihr Alter wäre. Denn sie hat zwar im Moment keine Schmerzen in den Knien oder im Rücken, aber das liegt auch daran, dass sie gar nichts mehr tun kann, was ihren Gelenken schaden könnte. Und auch ihren jugendlichen Teint verdankt sie nicht etwa regelmäßigen Spaziergängen oder einem Gymnastikkurs, sondern den typischen Symptomen ihrer Krankheit: Waltraut leidet unter amyotropher Lateralsklerose (ALS) im fortgeschrittenen Stadium. Das Gehirn hat keinen Zugriff mehr auf die Muskeln, weil seine motorischen Neuronen irreversibel zerstört sind. Die Frau mit dem jungen Gesicht kann nicht mehr laufen, tanzen, greifen, essen, nicht einmal mehr selbständig atmen. Sie ist komplett locked-in, eingeschlossen in ihrem eigenen Körper. Wenn es sie irgendwo juckt, kann sie sich nicht mehr kratzen, und wenn eine Stubenfliege sie nervt, muss sie darauf warten, dass jemand anders das Tier

[1] Diese prägnante Formulierung stammt aus dem Science-Blog des Wissenschaftspublizisten Ernst-Peter Fischer; er verwendet sie in einem Beitrag zu unseren Studien mit Locked-in-Patienten und orientiert sich dabei an dem bekannten Ausspruch von Theodor Adorno (aus dessen »Minima Moralia«): »Es gibt kein richtiges Leben im falschen.«

verscheucht. Waltrauts Augen sind zwar noch offen, doch weil ihre Muskeln nicht mehr arbeiten, muss sie ständig in eine Richtung starren. Einen Perspektivwechsel gibt es nur, wenn jemand ihren Rollstuhl verschiebt; und ob ihr das, was sie dann sieht, besser gefällt als das, was sie vorher gesehen hat, vermag niemand zu sagen.

Wie wohl überhaupt die wenigsten von uns irgendetwas an Waltrauts Zustand gefällig finden könnten. Die Vorstellung, selbst locked-in zu sein, bereitet uns instinktiv Horror, und wenn wir es bei einem anderen Menschen sehen, wünschen wir ihm eine schnelle Erlösung von seinem Leiden. Viele Patientenverfügungen werden aus ebendieser Angst geschrieben, bei vollem Bewusstsein im eigenen Körper eingeschlossen zu sein und den eigenen Willen nicht mehr in Handeln umsetzen zu können. Und Umfragen unter Angehörigen und Ärzten von ALS-Patienten scheinen diese Einschätzung zu bestätigen: Demnach halten 90 bis 95 Prozent von ihnen ihr Dasein nicht mehr für lebenswert.

Doch es lohnt sich ein zweiter Blick auf den Zustand des - Locked-in. So wurden die zitierten Umfragen zu einem Zeitpunkt an ALS-Patienten gemacht, als die noch schmerzvoll erleben mussten, wie ihnen ihr Körper immer mehr abhandenkam. Dass ein Mensch in dieser Phase verzweifelt, liegt auf der Hand. Denn er sieht, wie andere sich ganz normal in der Welt bewegen, er selbst aber allmählich den Zugang dazu verliert. Egal, ob Essen, Sport, Sex oder Tanzen – er kann nichts mehr tun, was ihm früher Spaß bereitet hat. Ganz zu schweigen davon, dass auch seine Intimsphäre verlorengeht, weil er rund um die Uhr von Pflegern betreut wird. Sein Leben wird wesentlich geprägt durch einen schmerzhaften und nicht aufzuhaltenden Verlust.

Doch was, wenn diese Phase vorbei und der Patient komplett locked-in ist? Antwortet er dann immer noch mit Nein, wenn man ihn fragt, ob er sein Dasein lebenswert findet? Das Problem dabei: Wie kann man ihm in diesem Stadium überhaupt noch sinnvolle Antworten entlocken? Denn sprechen und schreiben kann er dann nicht mehr, mit Gestik und Mimik ist es auch vorbei. Der berühmte Physiker Stephen Hawking kommuniziert mittels eines Muskelzuckens in der rechten Wange, das von einem winzigen Infrarotsensor an seiner Brille registriert wird. Er ist mit einem Computer verbunden, der die Wangenbewegung in Wörter übersetzt, die schließlich von einem Stimmengenerator ausgesprochen werden. Bis Hawking einen einzigen Satz formuliert hat, kann es zehn Minuten dauern, das macht eine Verständigung mit ihm mühsam und langwierig, doch der Physiker kann wenigstens noch mit seiner Umwelt in Kontakt treten. Er hat eine seltene Form von ALS, die nicht zur völligen Lähmung führt bzw. bei der die Lähmung viel später eintritt als gewöhnlich. Die meisten anderen ALS-Patienten geraten bereits nach wenigen Jahren in ein Stadium, in dem sie weder mit der Wange zucken noch mit den Augen blinzeln können. Wie kann man mit ihnen noch kommunizieren?

Signale aus der Stille

Wenn das Gehirn keine Muskelaktionen mehr auslösen kann, muss man es eben selbst »sprechen« lassen, dachten wir in Tübingen und versuchten zunächst, über das EEG, also eine Messung der Gehirnströme, in Kontakt mit Locked-in-Patienten zu treten. Es zeigte sich, dass sie keine hochfrequenten »ripples« entwickelten, also jene Hirnströme, die typisch sind für eine Aktivität des Hippocampus. Stattdessen bewegten sich ihre Hirnwellen im wachen Zustand auf einer Frequenz von sechs bis sieben Hertz, also im Theta-Bereich. Das sind jene langsamen Wellen des Twilight-Status, dem wir im Zusammenhang mit der Meditation und dem Aufenthalt in Floating-Tanks bereits eine große Rolle beim Erzeugen von Leere zugeschrieben haben. Was nicht wirklich verwunderlich ist, insofern beides mit dem Locked-in-Zustand gemeinsam hat, dass kaum noch Sinnesreize – vor allem aus dem propriozeptiven Bereich der Körperwahrnehmung – im Gehirn verarbeitet werden. Aber es gibt da auch einen entscheidenden Unterschied. So wissen wir von der Meditation und dem Schweben in der Salzlake, dass es in der Regel als positiv empfunden wird – aber man beginnt beides eben auch freiwillig und kann es aus eigener Kraft jederzeit beenden. Das gilt für den Locked-in-Zustand nicht. In ihn wird man unfreiwillig hineingeworfen, ohne Chance, ihn selbst beenden zu können. Locked-in ist ein Schicksal, über das ich keine Kontrolle habe. Möglich also, dass in diesem Zustand die Leere als sinnlose, zermürbende Hölle empfunden wird.

Für uns bestand also noch Klärungsbedarf. Wir mussten weiter versuchen, mit den Patienten in Kontakt zu kommen, damit sie uns mitteilen konnten, wie sie ihre Leere empfanden.

Wir schulten sie im Neurofeedback, wodurch sie lernten, über das Erzeugen bestimmter Hirnströme bestimmte Buchstaben oder auch ein Ja oder Nein anzuzeigen. Doch so erfolgreich diese Methode bei Gesunden und bei Locked-in-Patienten funktioniert, die noch die Augen bewegen können – als wir sie bei den komplett Eingeschlossenen testeten, waren die Ergebnisse niederschmetternd. Wir erhielten keine Hinweise darauf, dass sie noch bewusst wahrnehmen, geschweige denn kommunizieren konnten. Aber nun arbeitet ein klassisches EEG auch mit Sensoren außen am Schädel. Weit weg vom Gehirn, ganz zu schweigen davon, dass der Schädelknochen längst nicht alle Ströme durchlässt. Wir versuchten es daraufhin mit Elektroden, die ins Gehirn eingepflanzt wurden. Die Angehörigen hatten dem zugestimmt, weil die Hoffnung bestand, dass sich dadurch neue Möglichkeiten zur Kommunikation eröffneten, doch am Ende verlief auch dieser Versuch desillusionierend.

Worauf wir das Gehirn nicht mehr durch elektrische Impulse sprechen ließen, sondern durch Veränderungen in seiner Durchblutung, die wir durch Nahinfrarotspektroskopie oder ein anderes bildgebendes Verfahren sichtbar machen konnten. Der »Kommunikationsvorteil« des Blutflusses besteht darin, dass für ihn Rezeptoren in den Adern existieren. Das Gehirn merkt also, wo das Blut mit größerem oder niedrigerem Druck hinfließt. Wir spüren, wenn dort das Stoffwechselgeschehen und die dazugehörige Durchblutung verändert werden. Wir können es zwar nicht in Worte fassen wie etwas, das wir gesehen oder gehört haben, doch wir registrieren es unbewusst.

Unseren ersten Versuch machten wir mit einer Patientin, die durch ALS vollständig locked-in war: Waltraut Fähnrich. Wir trainierten sie darauf, bestimmte Hirnareale zu aktivieren, wenn sie uns Ja oder Nein signalisieren wollte. Wobei sie das nicht willentlich machen konnte; sie sollte nur Ja oder Nein auf unsere Fragen denken. In einem nächsten Schritt stellten wir ihr konkrete Fragen zu ihren Wünschen und Befindlichkeiten. Wie etwa, ob sie ihre Kinder gerne zu Besuch oder ob sie gerade Schmerzen habe. Und tatsächlich dirigierte sie ihr Blut in die für Ja oder Nein auserkorenen Hirnareale. Natürlich dachte sie dabei an irgendetwas, denn sonst kann man in der Großhirnrinde keine Blutumverteilung erreichen. Doch *was* sie dachte, wussten wir nicht. Und ehrlich gesagt war es uns auch egal: Denn gerade ein zur völligen Bewegungslosigkeit verurteilter Mensch sollte ein Recht auf freies Denken haben.

Dann stellten wir die Fragen um, sodass die gleichen Inhalte in negativer Weise abgefragt wurden und Waltraut ihre ursprünglichen Antworten vertauschen musste. Auf diese Weise wollten wir sicherstellen, dass nicht der Zufall seine Hände im Spiel hatte: Unsere Patientin reagierte richtig, wechselte vom Ja zum Nein und vom Nein zum Ja. Nicht immer, aber über viele Tage hinweg mit einer Sicherheit von über 70 Prozent, also weit jenseits der 50-Prozent-Wahrscheinlichkeit, die für einen Münzwurf gilt. Wenn die Frage wichtig für sie war, erreichte sie sogar eine 100-prozentige Übereinstimmung.

Schöne Momente werden schöner, scheußliche verlieren ihren Schrecken

Mittlerweile ist es uns auch bei anderen Patienten gelungen, ihr Gehirn durch ein Neurofeedback-Training auf Grundlage eines bildgebenden Verfahrens zum Sprechen zu bringen. Dabei konfrontieren wir in der Regel die Patienten erst einmal mit Fragen oder Behauptungen, deren Antworten für alle Beteiligten auf der Hand liegen. Beispielsweise: »Haben Elefanten einen Rüssel?«, »Menschen haben Beine«, oder: »Ist oben das Gegenteil von unten?« Auch bewusst Falsches oder Absurdes fragen wir ab, wie »Columbus entdeckte Asien«, »Paris ist die Hauptstadt von Deutschland« oder »Elefanten haben Federn«. Dadurch können wir feststellen, wie das Ja-/Nein-Denken bei einer bestimmten Person repräsentiert ist: Sie und der Computer bilden ein Muster der Ja- und Nein-Gedanken, das für sie typisch ist. Später kommen dann konkrete Fragen, zu denen wir die Antwort noch nicht wissen. In der Regel brauchen Locked-in-Patienten 15 bis 25 Sekunden, bis sie ihre Antworten denken. Das Ergebnis vermeldet schließlich eine Computerstimme: »Deine Antwort wurde als Ja erkannt.« Mittlerweile können Locked-in-Patienten auch von ihren Angehörigen mittels dieser Technik des BCI (Brain-Computer-Interface, dt.: Gehirn-Computer-Schnittstelle) befragt werden. Waltraut Fähnrich etwa kommuniziert auf diese Weise schon länger mit ihrem Mann.

Es ist also möglich, mit Komplett-Eingeschlossenen zu kommunizieren. Und so können wir ihnen auch Fragen zu ihrer Lebensqualität stellen: »Freust du dich, wenn deine Kinder zu Besuch kommen?« Oder allgemeiner gehalten: »Bist du im Großen und Ganzen zufrieden?« Am Ende kann man dann auch die Frage aller Fragen stellen: »Willst du sterben?« Oder in umgekehrter Richtung: »Möchtest du noch weiterleben?« Wir haben dies bereits viele Male mit unseren Patienten durchgeführt und ihnen gleichzeitig deutlich gemacht, dass sie im Falle eines stabilen, wiederholten Neins (»Ich will nicht mehr leben«) mit Hilfe rechnen dürfen und wir eine entsprechende Patientenverfügung umsetzen würden. Und doch hat sich gezeigt: Je weiter die Patienten in ihrem Locked-in-Zustand fortgeschritten sind, desto positiver reagieren sie auf Fragen zu ihrer Lebensqualität. Ausgerechnet diejenigen, die eingeschlossen sind und auch wissen, dass sich daran nichts mehr ändern wird, scheinen besonders stark am Leben zu hängen.

Andererseits wiesen uns Kritiker darauf hin, dass die Locked-in-Patienten uns ihre Liebe zum Leben womöglich nur vorheuchelten, weil sie es sich nicht mit uns verscherzen wollten – denn immerhin waren unsere Geräte und unsere Methode die einzige ihnen verbliebene Möglichkeit, noch mit anderen Menschen in Kontakt zu treten. Also machten wir uns daran, die Lebensqualität unserer Patienten mehr experimentell zu erfassen.

Dazu verwendeten wir die Magnetresonanztomographie (MRT), weil man mit ihr auch Durchblutungsveränderungen in den tieferen, emotionalen Regionen des Gehirns abbilden kann. Die Patienten wurden in eine Kernspinröhre geschoben und währenddessen mit Bildern (für die noch sehenden Probanden) oder Tonfolgen (für die nur noch hörenden Probanden) konfrontiert, die bei ihnen positive oder negative Emotionen auslösen sollten. Bei einer Kontrollgruppe mit gesunden Testpersonen wurde ebenso verfahren. Das Bild- und Tonmaterial stammte aus dem »International Affective Picture System« (IAPS), das an der University of Florida von Peter Lang entwickelt worden ist und weltweit zum Auslösen und Erfassen emotionaler Reaktionen verwendet wird. Darin finden sich Motive, die normalerweise jeden Menschen, unabhängig von seiner kulturellen Herkunft, mehr oder weniger intensiv berühren. Wie etwa ein Berg Leichen oder entstellte Kinder, die beim Betrachter für Angst, Abscheu und Ekel sorgen sollen. Oder auch nackte Frauen (für die Männer) und lachende Säuglinge (für die Frauen), um Lust und Freude auszulösen. Für Probanden ohne visuelle Wahrnehmungsmöglichkeit gibt es entsprechende akustische Signale, wie etwa Meeresrauschen und Kindergelächter oder Schmerzensschreie und Flugzeugangriffe im Krieg.

Im Kernspin zeigte sich, dass die schwer erkrankten Locked-in-Patienten stärker auf positive und schwächer auf negative Reize reagierten als die Probanden der gesunden Kontrollgruppe. Und dieses Reaktionsmuster war umso ausgeprägter, je weiter die Erkrankung fortgeschritten war. Also keine Spur davon, dass diese hochgradig behinderten und wahrnehmungseingeschränkten Menschen nur noch schwach auf ihre Umwelt reagierten, und umgekehrt auch keine Spur davon, dass die heftigen Reize sie aufgrund ihres ereignisarmen Lebens mehr schockierten als Gesunde. Vielmehr machte sie das, was uns alle glücklich macht, noch glücklicher als uns, während sie das, was uns schwer mitnimmt, weniger beeindruckte. Was unter dem Strich nichts anderes bedeutet, als dass ihre Lebensqualität höher ist als die unsrige. Von Depression und Resignation keine Spur!

Auffällig war, dass die Locked-in-Patienten beim Betrachten freundlicher und fröhlicher Gesichter eine stärkere Aktivität im Gyrus supramarginalis zeigten, einer Windung der Großhirnrinde, die sich im Übergang von Scheitel-, Schläfen- und Hinterhauptlappen befindet. Wird dieses Areal aktiv, sendet es blockierende Signale an die Amygdala und andere Teile des Defense-Systems. Das Herunterfahren dieses Systems haben wir bereits in Kapitel 4 als Basis für das Erleben positiver Leere kennengelernt. Im Alltag schaffen wir es oft nicht, diesen Zustand zu erreichen, sodass die Dinge in unserer Umgebung zu große – meist negative – Bedeutung für uns haben und wir nicht zur Bedeutungslosigkeit der Leere finden können. Wir müssen deshalb auf Sex, Musik, Meditation, Floating-Tanks und andere »Entleerungstechniken« zurückgreifen, um wenigstens zeitweise dorthin zu kommen. Der Locked-in-Patient hat dies alles hinter sich. Die Leere kommt zu ihm, ohne dass er sie suchen müsste. Aber was noch entscheidender ist: Sie macht ihn *glücklich*.

Endlich Hoffnungslosigkeit

Nicht nur der Blick ins Gehirn, auch Erkenntnisse aus der Verhaltens- und Resilienzforschung (Resilienz ist die psychische Widerstandsfähigkeit und die Fähigkeit zur Krisenbewältigung) sowie aus der Philosophie lassen das Schicksal eines Locked-in-Patienten in einem günstigeren Licht erscheinen, als es oberflächlich betrachtet den Eindruck macht.

So besteht ein wesentliches Merkmal seines Zustandes darin, dass er seine Emotionen weder über Mimik noch über Gestik und Körperhaltung ausdrücken kann. Wir wissen aber mittlerweile, dass die hierzu notwendigen Muskelaktionen und Spannungsveränderungen im Gewebe vom Gehirn aufmerksam registriert und verarbeitet werden. Ein Lächeln oder ein mürrischer Blick sind nicht nur das Produkt einer Emotion, sie produzieren auch selbst Emotionen. Was meistens bedeutet, dass sie das bereits vorhandene Gefühl verstärken.

Wer also wütend ist, zeigt ein wütendes Gesicht – und das verstärkt wiederum seine Wut. Dieser Mechanismus funktioniert jedoch bei Locked-in-Patienten nicht mehr. Ihre Gefühlslage zeigt daher weniger extreme Ausschläge. In positiver Hinsicht genauso wie in negativer. Weder Wut noch Freude zeigen bei ihnen eine Tendenz zum Hochschaukeln, sie gehen den Weg des Gleichmuts. Ein Phänomen, das an einen bekannten Satz von Gautama Buddha erinnert:

»Die Weisen, ob sie Glück trifft oder Unglück,
nicht hoch- oder tiefgemut sich jemals zeigen.«

Hauptmerkmal des Locked-in-Zustandes ist aber bekanntlich, dass es für das Gehirn keine Möglichkeit mehr gibt, einen Effekt zu erzielen. Wenn wir uns einen Motorradfahrer oder Reiter vorstellen, der nach einem Unfall komplett gelähmt aus der Bewusstlosigkeit aufwacht, kann uns das natürlich nur erschrecken. Denn in so einem Fall erfolgt der Verlust der Bewegungsfähigkeit zu abrupt, als dass der Betroffene ihn sofort verarbeiten und bewältigen könnte. Aber auch wenn die Lähmung allmählich kommt, wie etwa bei ALS und Parkinson, wird dies zunächst als Horrortrip empfunden. Der englische Historiker und Essayist Tony Judt, der an ALS erkrankte, beschreibt das Abgleiten in die Isolation als unerträgliches »Alles-ist-dahin«-Gefühl:

»Dahin ist das Notizheft und der nunmehr nutzlose Stift, der erholsame Spaziergang im Park und die Stunde im Sportstudio, in der Überlegungen und Argumente wie durch natürliche Auslese zurechtgerückt werden. Dahin auch die produktiven Gespräche mit Freunden – selbst im mittleren Stadium von ALS denkt man schneller, als man Worte bilden kann, so dass Gespräche stockend verlaufen, frustrieren und letztlich sinnlos werden.«[2]

Ein anderer ALS-Patient spricht davon, dass er sich wie ein

2 Judt, Tony, »Das Chalet der Erinnerungen«, Frankfurt 2014

»Untoter« vorkommt, von dem sich die Umwelt desinteressiert oder angeekelt abwendet: »Selbst für meine Katze bin ich langweilig und nutzlos geworden, weil sie bemerkt hat, dass ich sie nicht mehr streicheln kann.« Wieder andere leiden besonders unter dem emotionalen Auf und Ab von Freude und Trauer, Hoffnung und Resignation, Optimismus und Trauer, von dem die Erkrankung begleitet wird.

Doch das sind Berichte darüber, wie die Komplettlähmung ins Leben hineinkriecht und allmählich alles zersetzt, was einem wichtig war. Dass dieser Prozess keine positiven Gefühle erzeugt, liegt auf der Hand. Doch was ist, wenn er abgeschlossen ist? Wenn endgültig alle Hoffnung auf Besserung erloschen ist, wenn keine Bewegung mehr möglich ist und praktisch alle vitalen Prozesse durch Maschinen in Gang gehalten werden? Vieles deutet daraufhin, dass damit auch die Verzweiflung aus dem Leben verschwindet, weil stattdessen eine wohltuende Leere eintritt.

Denn wenn das Gehirn keinen Effekt mehr erzielen kann, kann es auch kein Scheitern mehr erleben. Und keine Angst mehr spüren, da es ja nichts mehr für eine Flucht oder aggressive Reaktion in Gang setzen kann. Diese negativen Erlebnisse bleiben Locked-in-Patienten also erspart. Nicht umsonst haben wir in ihren Gehirnen kaum noch Aktivitäten im Defense-System gefunden.

Ebenso bedeutsam für das Empfinden positiver Leere ist aber, dass auch insgesamt der Wille versiegt, was bereits der Buddhismus und Schopenhauer als wesentliche Voraussetzung zur Erlösung vom Kreislauf des Leidens postuliert haben. Denn wenn das Gehirn nichts mehr erreichen kann, wird es am Ende auch nichts mehr unternehmen, um etwas erreichen zu können. Was von uns Wissenschaftlern in Tübingen öfter mal erfordert, dass wir diverse Überredungskünste und technische Finessen – wie etwa das Aufwecken nach Auftreten von Einschlafkurven im EEG – anwenden müssen, um unsere Locked-in-Patienten aus ihrer Inaktivität herauszuholen und mit ihnen zu kommunizieren. Denn wir dürfen nicht erwarten, dass sie jederzeit bereit sind, mit uns zu arbeiten. Schließlich gibt es Spannenderes, als immer wieder auf Fragen wie »Freust du dich, deine Familie zu sehen?« oder »Haben Elefanten Schnäbel?« zu antworten. Aber für die Betroffenen selbst bedeutet das Erlöschen des Willens kein Drama. Aufgrund der uns bisher vorliegenden Daten vermuten wir vielmehr, dass sie es als eine Erlösung vom täglich wiederkehrenden Drama empfinden, in das uns der Wille sonst hineinzudrängen pflegt.

Nicht nur, dass Locked-in-Patienten keine Enttäuschungen und Verluste mehr spüren. Sie spüren auch kein Drängen und Verlangen, keine Süchte und Abhängigkeiten mehr, und sie können die Dinge objektiv und unvoreingenommen betrachten, weil sie von ihnen nichts mehr erhoffen. Wir haben zwar bei unseren Probanden im Hirn-Scan noch Aktivitäten gefunden, wenn sich ein positives Ereignis ankündigte, wie etwa der Besuch der Kinder. Sie haben also gelegentlich noch Hoffnung in Bezug auf das Eintreten von Ereignissen – aber nicht mehr in Bezug auf Handlungen, weil sie ja nicht mehr handeln können (zumindest müssen wir das aus den gemessenen physiologischen Veränderungen im Gehirn annehmen). In dieser Hinsicht sind sie demzufolge leer, und das bedeutet, dass sie die Welt ohne subjektives Begehren betrachten. Möglich also, dass der Locked-in-Patient die Welt viel objektiver betrachtet, sie weitaus mehr durchdringt und versteht, als wir es jemals tun können. Klingt das noch wie Kerker und ewige Hölle? Eher doch wie jene interesselose und unverfälschte Erkenntnisdimension, die in manchen Philosophien als Quell eines wirklich wunschlosen Glücks angestrebt wird. Nicht umsonst heißt es im Zen: »Ein Leben ohne Hoffnung bedeutet ein Leben voller Frieden, Freude und Mitgefühl.« Ein Locked-in-Patient hat diesen Zustand am Ende erreicht.

Stille statt Glotze

Von vielen Angehörigen und Pflegern wird dies freilich anders eingeschätzt. Locked-in-Patienten sind ja den überwiegenden Teil der Zeit nicht an Geräte angeschlossen, mit deren Hilfe sie kommunizieren können. Stattdessen liegen sie in ihrem Bett, und die einzige Bewegung im Raum entsteht durch das unermüdliche, fauchende Arbeiten der Beatmungsmaschine. Das erinnert eher an Totenstarre als an Leben, und diesen Anblick können gerade Angehörige verständlicherweise nur schwer ertragen. Also setzt man den Patienten oft lange vor einen Fernseher, damit er nicht ganz von der Welt abgeschottet ist und noch Reize bekommt. So wie man es mit Papageien macht, wenn man sie für längere Zeit allein lassen muss.

Nur dass eben der Locked-in-Patient kein Papagei ist. Denn sobald man ihn per Neurofeedback fragt, ob man den Fernseher ausschalten soll, kommt fast immer ein klares Ja. Fragt man ihn, ob er es mag, dass der Fernseher dauernd läuft, erhält man in der Regel ein Nein. Was uns vermuten lässt, dass Locked-in-Patienten zwar gelegentlich mit ihrer Umwelt kommunizieren, ansonsten aber in ihrer Leere nicht gestört werden wollen. Vor allem aber wollen sie nicht, dass man sie bewegten Bildern aussetzt. Denn diese stehen in zu starkem Kontrast zu dem, was sie jetzt erleben: Stillstand und Leere. Was soll ein Mensch, der seine motorischen Fähigkeiten komplett verloren hat und nicht einmal mehr mit der Wimper zucken kann, noch interessant an bewegten Bildern finden? Das ist so, als würde man einem Tauben von Beethovens »Neunter« vorschwärmen oder einem Blinden die farbenfrohen Tahiti-Bilder von Gauguin zeigen. Wir müssen sogar davon ausgehen, dass ein Locked-in-Patient gar kein Verhältnis mehr zu Bewegung hat, sie im Grunde nicht mehr wahrnimmt und geistig bearbeitet.

So ernteten wir, als wir unsere Patienten mit den üblichen

Fragen und Aussagen zur Glücks- und Lebenszufriedenheit konfrontierten – wie »Triffst du dich gerne mit deinen Freunden?« oder »Ich stehe gerne morgens auf« –, nur sehr selten positive Reaktionen. Denn mit einer kompletten Lähmung kann man weder das eine noch das andere tun. Brachten wir hingegen konstatierende Formulierungen wie »Ich habe gute Freunde«, kam weitaus mehr zurück. Auf die Feststellung »Das Leben ist schön« reagierten sie deutlich positiver als auf »Ich genieße das Leben«. Auch der Mann von Waltraut Fähnrich muss immer wieder erleben, dass er gar nichts oder ein enttäuschendes Nein zu hören bekommt, wenn zu viel Dynamik oder ein zu weiter perspektivischer Horizont in seinen Fragen oder Behauptungen steckt. Einmal fragte er seine Frau, ob sie mit ihm in drei Jahren goldene Hochzeit feiern wolle. Er bekam eine Abfuhr, ein klares Nein, trotz ihrer immer wieder bekundeten Zuneigung zu ihm. Denn Fragen nach etwas, das drei Jahre in der Zukunft liegt, machen für jemanden, in dessen Leben es keine Bewegung und damit auch kein Werden mehr gibt, keinen Sinn.

Haben also Locked-in-Patienten ein statisches Weltbild? Wenn wir denken, und auch wenn wir träumen, erfolgt das in der Regel dynamisch, weil unser Gehirn prinzipiell eine motorische Aktion einleiten kann und damit Bewegung zum Grundmuster unseres täglichen Erlebens erhoben wird: A tut etwas, und B reagiert auf A oder könnte zumindest darauf reagieren, und meistens stehen wir selbst an Stelle von A oder B. Locked-in-Patienten haben dieses Muster verloren. Doch was passiert dann mit dem Großteil ihres Denkens? Dass sie nicht mehr auf Fragen mit Bezug auf Aktivitäten antworten, zeigt bereits, dass Bewegung in ihrem Denken keine sonderliche Rolle mehr spielt. Doch was bleibt dann?

Sosein statt Funktionieren

Um diese Frage beantworten zu können, führen wir derzeit eine Studie durch, in der wir unsere Patienten entweder mit Verben wie essen, laufen, lieben, denken, oder aber mit Substantiven wie Mahlzeit, Stuhl, Liebe oder Gedanke konfrontieren. Aus Untersuchungen mit gesunden Probanden wissen wir, dass sich das assoziative Netzwerk für Verben und motorische Sprachkonstruktionen vor allem in zentralen Arealen der linken Hirnhälfte befindet, was dort für hochfrequente Hirnwellen zwischen 30 und 40 Hz sorgt; Substantive werden hingegen in den hinteren Sensorik-Arealen gedacht. Nun wollen wir die Locked-in-Patienten mit jeweils sechzig Verben oder Substantiven konfrontieren, und sie sollen durch ein gedachtes Ja oder Nein und eine entsprechende Veränderung der Hirnaktivität unter anderem zu verstehen geben, ob sie das vorgestellte Wort als Substantiv oder Verb und als emotional positiv, neutral oder negativ kategorisieren. In jedem Fall aber sollen sie auf das vorgestellte Wort reagieren. Unsere Hypothese – gewonnen aus bisherigen Beobachtungen – lautet: Die Verben werden bei ihnen *nicht* für hohe Aktivitäten in den betreffenden Hirnarealen sorgen, wie sie das bei gesunden Probanden zu tun pflegen. Die statischen Substantive werden hingegen bei ihnen ähnliche Hirnaktivitäten wie bei gesunden Menschen auslösen.

Zusätzlich wollen wir den Patienten Geschichten vorlesen und sie dann auffordern, sich daran zu erinnern, indem wir ihnen passende oder aber unpassende Worte zur Geschichte vorspielen. Sie sollen darauf im Gehirn mit Ja oder Nein reagieren, und diese Antwort wird vom Nahinfrarotgerät registriert. Unsere Vermutung: Die Locked-in-Patienten werden in erster Linie Substantive auflisten. Verben werden hingegen unterrepräsentiert sein.

Noch stehen die Ergebnisse dieser Studie aus. Doch es lohnt

schon jetzt, sich darüber Gedanken zu machen, was es bedeutet, wenn sich bestätigen sollte, dass Locked-in-Patienten eher substantivisch denken, während das Denken von Bewegungen und Handlungen keine sonderliche Rolle mehr spielt. Wie kann man sich das vorstellen? So wie das Betrachten der Bilder in einem Fotoalbum? Oder sogar wie das Schockgefrieren in der Lebensmittelindustrie, bei dem ein elastisches Gewebe innerhalb weniger Sekunden in einen harten Tiefkühlklotz verwandelt wird?

Das Problem ist, dass wir uns, weil wir motorisch-dynamische Lebewesen sind, substantivisches Denken nicht anders als starr und statisch vorstellen können. Doch wenn wir auf den Leere-Begriff des Zen-Buddhismus zurückgreifen, sehen wir, dass möglicherweise genau das Gegenteil der Fall ist. Wenn Dinge ihre Dynamik und Funktion verlieren, heißt es dort, verhalten sie sich nicht mehr und damit auch nicht mehr *zueinander*. Der Vogel sitzt nicht mehr auf dem Ast, der Ast hängt nicht am Baum, die Wolken schweben nicht mehr im Himmel, und aus den Wolken fällt auch kein Regen. Die Dinge zeigen sich funktionslos in ihrem Sosein und nicht in ihrem Verhalten zueinander. Und damit zerfließen gleichsam die Grenzen zwischen ihnen, auch die zwischen Betrachter und betrachtetem Objekt. »Der Vogel schaut die Blume an und die Blume schaut den Vogel an«, erklärt der Zen-Meister Dôgen. »Der Vogel ist auch die Blume; die Blume ist auch der Vogel.« Der Kampf der Gegensätze weiche, wie der chinesische Tempelgründer weiter ausführt, »einer alles erfassenden Freundlichkeit«.

Es mag befremdlich klingen, den Zustand eines Locked-in-Patienten mit der Leere im Zen zu vergleichen, und wir haben auch keine wirklichen Belege dafür, dass beides wirklich ähnlich ist. Aber es lohnt sich, in diese Richtung weiter zu denken und auch weiter zu forschen. Wir fordern keinesfalls, dass allen Menschen die Möglichkeit gegeben wird, sich – beispielsweise mittels entsprechender Drogen – in den Locked-in-Zustand zu versetzen, weil sie dort die vollkommene Glückseligkeit erwarte. Die wissenschaftliche Datenlage ist noch zu dünn, um diese Hypothese belegen zu können. Aber wir mahnen zu einem Perspektivwechsel. Wir als wollende Wesen sollten wenigstens den Versuch unternehmen, das Leben eines nahezu willenlosen Locked-in-Patienten zu verstehen. Ohne Vorurteile! Und dazu gehört, dass wir nicht reflexhaft nach dem »Abschalten« oder dem »würdevollen Abschied« rufen, wenn wir mit dem Schicksal eines solchen Menschen konfrontiert werden.

Kapitel 12

Die Leere als Anfang und Ende des Lebens

»Ich will, wenn ich mal sterbe, den Nordpol vor mir sehen. Diese Ausleerung von allem, alle Farben weg, alle Natur, nur noch Weißgrau, Mausgrau, ein leichter Goldschimmer. Das wäre das Ende. Ein gutes.«

So sagte es Roger Willemsen, der im Februar 2016 gestorben ist, in einem Interview mit der Zeitschrift *Emotion* im Jahr 2011. Der intellektuelle und eloquente Autor hatte offenbar konkrete Wünsche in Bezug auf sein eigenes Sterben. Es sollte eine »Entleerung« sein, frei von allem, was normalerweise das Leben ausmacht. Grau und ein bisschen Goldschimmer noch, und dann Schluss. Auf jeden Fall empfand Willemsen die Leere nicht als negativ, sondern als Verheißung. Niemand weiß, ob sein Sterbewunsch in Erfüllung gegangen ist. Aber möglich wäre es. Denn Studien zeigen: Sterben könnte tatsächlich eine Art Entleerung sein. Die allerletzte im Leben.

Dem Notarzt auf die Glatze geschaut

Der Mensch rätselt seit jeher, was kommt, wenn das Leben aus ihm entweicht. Wobei ihn nicht nur die Frage umtreibt, was ihn danach erwartet, sondern auch, was während des Sterbens passiert. Gesicherte Erkenntnisse dazu gibt es nicht. Denn prinzipiell bedeutet Sterben ja das Hinübergleiten in den Tod, und von dort ist noch niemand zurückgekommen. Aber wir haben zumindest Indizien, wie es sein könnte. Denn es gibt relativ viele Berichte von Menschen, die ziemlich nah dran waren: Etwa jeder zehnte Überlebende eines Herzstillstandes berichtet von sogenannten Nahtoderfahrungen. Man hört von einem hellen Licht, das der Sterbende durch einen Tunnel ansteuert, oder auch von Erfahrungen der Außerkörperlichkeit. In jedem Fall aber werden die Nahtoderfahrungen als besonders lebhaft und klar, gleichzeitig aber auch als extrem entspannend, frei von Angst beschrieben. Nicht wenige Wissenschaftler halten diese Berichte schlichtweg für ein Produkt von Halluzinationen: Das von akutem Blut- und Nährstoffmangel gebeutelte Hirn könne gar keine koordinierten Abläufe mehr zustande bekommen. Doch neue Studien bringen diese Sichtweise ins Wanken.

Ein Forscherteam der University of Michigan in Ann Arbor analysierte per EEG-Elektroden die Hirnströme von narkotisierten Ratten, denen man durch Gabe von Kaliumchloridlösung einen Herzstillstand beigebracht hatte.[1] Das Ergebnis: In den ersten vier Sekunden danach nahm die Gesamtamplitude der Hirnwellen stark ab, um sich anschließend für etwa sechs Sekunden auf niedrigem Niveau zu stabilisieren. Dies spricht für die These, wonach beim Sterben dem Gehirn einfach nur der Stecker gezogen wird und es sich nicht mehr zu koordinierten Abläufen aufschwingen kann. Doch danach geschah etwas Erstaunliches: Im EEG entwickelte sich für eine halbe Minute ein sanft wogendes Meer von Alpha-und Theta-Wellen, aus dem ausgeprägte und miteinander synchronisierte Gamma-Oszillationen herausragten. Es zeigte sich also ein ähnliches Wellenmuster wie bei fortgeschrittenen Meditierenden und Profi-Musikern. Wobei wir nicht wissen, ob sich die Gamma-Aktivitäten bei den Ratten auf das bereits beschriebene Salience Network

---

1 Borjigin, J. u.a., PNAS 110(35); 2013

aus anteriorer Insula und anteriorem cingulären Cortex konzentrierten. Einsetzender Tod hat demnach mit intensivem subjektiven Erleben zu tun – Vorsicht also bei der Feststellung des Todes! Zweifellos aber zeigten die sterbenden Nager einerseits eine tiefe Entspannung und andererseits Inseln hoher, synchroner Hirnaktivität. Von Angst oder auch bloßem Wegdämmern kann demnach keine Rede sein.

Dass dies auch für den Menschen gelten könnte, bestätigt eine Studie des Stony Brook Medical Center in New York.[2] Die amerikanischen Forscher unterzogen 140 vorübergehend »herztote« Patienten kurz nach ihrer Reanimation einer Befragung, die eigens auf Nahtoderlebnisse abgestimmt war. Der besondere Clou an ihrer Studie aber ist, dass sie vorher in allen Räumen, in denen eine Wiederbelebung stattfinden sollte, unterschiedliche Farbbilder auf die Wandregale legten, die nur von oben erkennbar waren. Damit wollte man testen, was an Berichten, in denen die Betroffenen von außerkörperlichen Erfahrungen erzählen, wirklich dran ist.

Insgesamt gaben 55 Patienten an, sich an die Zeit zwischen ihrem Herzstillstand und der erfolgreichen Reanimation erinnern zu können. Etwa die Hälfte von ihnen hatte das Gefühl, dass in dieser Zeit alles wesentlich schneller oder langsamer passiert war als sonst. 22 berichteten von Gefühlen des Friedens und tiefen Wohlbehagens und 13 von »geschärften Sinnen«, wobei sie sich an kein Detail ihrer Wahrnehmungen erinnern konnten. Was Studienleiter Sam Parnia als Hinweis darauf wertet, »dass das Gedächtnis offenbar bei mehr Menschen anfangs aktiv ist, das Erinnerungsvermögen später aber aufgrund von Hirnverletzungen oder sedativen Medikamenten verlorengeht«. Man könnte es aber auch so interpretieren, dass die Aufmerksamkeit bei Nahtoderlebnissen interesselos ist wie bei der Meditation und daher nichts hinterlässt, was erinnerns-

---

[2] Parnia, S. u.a., Resuscitation 85(12); 2014

wert wäre. Nicht umsonst wurden auch bei Meditierenden beachtliche Erinnerungslücken gefunden, und das nicht nur bezüglich der Meditationssitzung, sondern auch im Hinblick auf andere Ereignisse. Wer darauf trainiert ist, die Dinge in ihrer Bedeutungslosigkeit zu sehen, speichert weniger im Gedächtnis ab – denn dort kommt nur hinein, was Bedeutung hat.

13 Patienten in der Studie berichteten von dem Gefühl, ihren Körper während des Herzstillstands verlassen zu haben. Doch leider waren ausgerechnet sie außerhalb der Räume mit den bunten Schrankbildern reanimiert worden. Die Schilderungen eines 57-jährigen Patienten wussten jedoch auch so zu beeindrucken. Dem Interview zufolge hatte er den Kampf um sein Leben teilweise aus der Vogelperspektive erlebt. Er habe gesehen, wie sich unter ihm ein Mann und eine Schwester an seinem Körper zu schaffen gemacht hätten: »Ich konnte das Gesicht des Mannes nicht sehen, aber die Rückseite seines Körpers; er war ungewöhnlich stämmig. Und an der Position seiner Kopfbedeckung konnte ich sehen, dass er kahlköpfig war.« Außerdem hörte der Patient, wie eine Computerstimme sagte: »Shock the patient, shock the patient!« Das Nächste, woran er sich erinnerte, war der Moment, als er aufwachte. »Sie waren weg, aber jetzt sind Sie wieder bei uns«, hörte er die Krankenschwester sagen.

Die Wissenschaftler rekonstruierten, dass man bei der Reanimation des Mannes tatsächlich einen automatisierten Defibrillator benutzt hatte, von dem die Computerstimme stammte. Und ebenso traf zu, dass die Reanimation von einem kräftigen Arzt mit Glatze durchgeführt worden war, was man aber von vorne – aus Sicht der Reanimierten – nicht hätte sehen können. »Der Patient beschrieb die Menschen, Geräusche und Aktivitäten, die während seines Herzstillstandes passierten, ganz akkurat und treffend«, betont Parnia. »Seine detaillierten Erinnerungen entsprachen in diesem Fall exakt den Ereignissen, wie sie in der Realität stattgefunden hatten.«

Leere kennt kein Wenn und Aber

Wir wollen uns nicht näher mit der Frage beschäftigen, ob man als Nahtoter tatsächlich im Raum schweben kann. Aber es lohnt sich, die Dramaturgie dessen zu untersuchen, was über Nahtoderlebnisse berichtet wird. Da ist nämlich festzuhalten, dass in keiner der Schilderungen von Angst die Rede ist, vielmehr wird in einigen Fällen sogar von einem »tiefen Frieden« gesprochen. Dies deckt sich mit anderen Nahtodberichten, wie etwa von Bergsteigern, die in die Tiefe stürzten, überzeugt davon, dass dies die letzten Momente in ihrem Leben wären. Auch sie verspürten dabei keine Angst. Dafür erwähnten sie öfter als die wiederbelebten Herzpatienten, noch einmal eine Art Film ihres ganzen Lebens gesehen zu haben. Was damit zu tun haben könnte, dass sie nicht im Bett lagen, sondern in rasanter Bewegung abwärts stürzten. Andererseits könnte es natürlich sein, dass sich sogar die sterbenden Ratten aus der anderen Studie an ihr Leben erinnert haben. Denn ihre Hirnaktivitäten im hochfrequenten Gamma-Bereich lassen sich möglicherweise auch dadurch erklären, dass der Hippocampus noch einmal energisch Erinnerungen aus dem Gedächtnis holt.

In jedem Fall zeichnen sich Nahtoderfahrungen offenbar dadurch aus, dass sie weitgehend angstfrei ablaufen und für hochaktive, aber interesselose Aufmerksamkeitsinseln im Meer der Entspannung sorgen, was wir in Kapitel 7 als typisches Kennzeichen tiefer Meditation kennengelernt haben. Zum meditativen Leere-Erlebnis passen auch die außerkörperlichen Erfahrungen (*Out-of-Body Experiences*), die viele Betroffene während ihres Nahtoderlebnisses machen: Die Grenzen des Ichs werden überschritten, so wie es auch bei religiös-mystischen Erfahrungen beschrieben wird. Immerhin acht Prozent der Probanden in der Nahtod-Studie berichteten, sie seien in eine Art außerirdische Welt abgedriftet; drei Prozent sprachen von einem »Gefühl der Erhabenheit«.

Offenbar müssen wir uns also keine übertriebenen Sorgen ums Sterben machen. Die große Entleerung am Ende unseres Lebens scheint – sofern keine angstauslösenden Faktoren wie Atemnot oder Schmerzen hinzukommen, was heute eigentlich nicht mehr der Fall sein sollte – eher für eine entspannte, manchmal sogar euphorische Stimmungslage zu sorgen. Wobei wir natürlich keine Gewissheit darüber haben können. Außerdem stellt sich die Frage, warum ausgerechnet die finale Leere oftmals als angenehm empfunden wird. Denn es ist schon eine schräge Vorstellung, wenn im Krankenhaus Ärzte verzweifelt um das Leben des Patienten kämpfen, während dieser sich wie beim Orgasmus oder zumindest wie bei der Meditation fühlt. Warum ist er nicht ebenfalls verzweifelt? Immerhin ist es sein eigenes Leben, das gerade zu Ende zu gehen droht.

Die Antwort liegt darin, dass der Sterbende sich vollständig der Ausweglosigkeit hingegeben hat, dass er keine Hoffnung mehr hat, noch etwas an seiner Situation ändern zu können. Dadurch hat die Angst ihren Sinn verloren, sein Defense-System kommt zur Ruhe und damit auch die Gedankenrotationen rund um die Angst.

Aus der Psychologie wissen wir, dass Phobiker von ihrer Angst geheilt werden können, wenn man sie ohne Fluchtmöglichkeit mit den für sie beängstigenden Situationen konfrontiert. Als ich mit dem Fallschirm aus dem Flugzeug fiel, drehte sich meine Panik genau in dem Moment um, als ich schlagartig begriff, dass ich jetzt nichts mehr unternehmen konnte – und so fiel ich nicht nur in die Tiefe, sondern auch in eine wohltuende Leere. So wie Bergsteiger, wenn sie im sicheren Gefühl des nahenden Todes nach unten stürzen. Der Philosoph Cioran erzählte, wie er von der »Ekstase der Kapitulation« erfüllt wurde, als er seine Schlaflosigkeit endlich als unwiderrufliches Schicksal hingenommen hatte. Er konnte dann zwar immer noch nicht schlafen, aber dafür war seine Verzweiflung weg, und er schaute in »einen Abgrund ohne Schwindelgefühl«. Epileptiker berichten ebenfalls davon, dass ihre Situation keineswegs besser wird, wenn sie sich gegen den drohenden Anfall zu wehren versuchen. Weswegen viele sich willfährig von ihm mitreißen lassen; einige lösen Anfälle sogar gezielt aus. Auch ALS-Patienten sind anfangs noch verzweifelt, wenn sie sich gegen den unbarmherzigen Verlauf ihrer Krankheit wehren und trotzdem nicht verhindern können, dass sie zunehmend in ihrem Körper eingeschlossen werden. Doch wenn sie schließlich komplett locked-in sind, scheinen sie sich nicht nur mit der Leere zu arrangieren – ihre Lebensqualität nimmt sogar zu.

Um eine als positiv empfundene Leere zu erreichen, ist es also erforderlich, dass ich nicht sehe, was ich durch sie verliere. Und es ist notwendig, dass ich keinen Hinterausgang habe, durch den ich den Weg zu ihr verlassen könnte, wenn es unangenehm werden sollte. Ich muss die Kontrolle über mich abgeben und mich ohne Wenn und Aber in Richtung Nichts treiben lassen.

Zurück in Mutters Bauch

Möglicherweise bietet die Leere uns aber noch etwas anderes als das Versiegen des Defense-Systems und des damit verbundenen Gedankenkarussells. Sie katapultiert uns nämlich in die Zeit zurück, als wir noch nicht geboren waren und im Mutterleib etwas Ähnliches erlebten wie in den Floating-Tanks von Suedfeld: schwimmen in einer Atmosphäre der Sinnesdeprivation. Alles dunkel und weitgehend ruhig, und auch die propriozeptive Wahrnehmung hat im Fruchtwasser nur wenig zu vermelden.

Wir konnten beobachten, dass die Gehirne von Ungeborenen in den letzten drei Monaten der Schwangerschaft überwiegend niederfrequente Wellen des Twilight-Status produzieren. Früher dachten Physiologen, in dieser Phase würde ausgiebig geträumt, doch sie blieben die Antwort schuldig, wovon ein Fötus träumen sollte, wenn er doch noch gar nichts erlebt hat. Die Hirnwellen des Twilight-Status ergeben da viel mehr Sinn: Sie versetzen den Fötus in die Lage, die Locked-in-Situation im Mutterleib zu überstehen. Die Fähigkeit zum Leere-Empfinden ist also schon vorgeburtlich in uns angelegt. Weswegen es nicht verwundern kann, dass wir lebenslang eine Affinität dazu behalten. Erstaunlicher wirkt vielmehr, dass wir auch immer wieder Angst vor der Leere haben. Aber das ist – wie wir gesehen haben – unserem modernen, fortwährend auf Inhalt ausgerichteten Lebensstil und Krankheiten wie Depression oder Borderline-Störung geschuldet, in denen die Leere als Bedrohung empfunden wird.

Im Mutterbauch hingegen ist das Ende der Leere die Bedrohung. Denn nach neun Monaten ist es so weit, und der Fötus muss raus aus seiner kuschelig-warmen Höhle, um sich ins gleißende Licht pressen zu lassen. Sigmund Freud hat in diesem Ereignis nicht umsonst ein traumatisches Ereignis gesehen. Mittlerweile weiß man zwar, dass dabei so viele Endorphine ausgeschüttet werden, dass sich das Trauma in Wohlgefallen auflöst. Was jedoch auffällt, ist, dass der Vorgang der Geburt stark an die Nahtod-Berichte erinnert, in denen die Betroffenen durch einen Tunnel in Richtung Licht geschoben werden. Eine zufällige Parallele? Oder haben Geburt und Sterben tatsächlich etwas gemeinsam?

Für Arthur Schopenhauer gab es daran keinen Zweifel. Ihm zufolge führt die Geburt aus dem Nichts und das Sterben zurück zum Nichts. Im Tod gehen wir dorthin, wo wir hergekommen sind: »Der Zustand, in welchen uns der Tod zurückversetzt, ist unser ursprünglicher, das heißt, der selbsteigene Zustand des

Wesens.« Und der besteht laut Schopenhauer darin, dass der Wille nicht mehr in die wollenden Subjekte geht, sondern ganz bei sich ist und dadurch auch kein Leiden mehr schafft, das von irgendeinem Subjekt erduldet werden muss. So wie Luft auch dann noch Luft ist, wenn sie niemand mehr einatmen muss, um sich am Leben zu halten. Es sei deshalb töricht, so Schopenhauers Fazit, sich vor dem Tod zu ängstigen. Denn mit ihm verschwindet nur das leidende »Subjekt des Willens«, nicht aber der Wille selbst, der nunmehr ohne Subjekt ganz für sich sein kann.

Schopenhauer bewegt sich an dieser Stelle im Reich der Metaphysik, die für viele Menschen ähnlich schwer nachzuvollziehen ist wie das Schicksal eines Locked-in-Patienten, weil in beiden Fällen das wollende Subjekt ausgelöscht ist. Aber vermutlich behält der große Erlösungsphilosoph wieder einmal recht. Jedenfalls lassen wir mit der Geburt die Leere hinter uns, sodass wir im Leben hart arbeiten müssen, um sie wenigstens vorübergehend wiederzuerlangen.

Zu dieser Arbeit gehört, wie wir gesehen haben, dass bestimmte Hirnprozesse eingeleitet werden. So muss vor allem das Defense-System rund um die Amygdala zur Ruhe kommen, außerdem gilt es, die Verbindungen zum Willenssystem in den Basalganglien zu unterbrechen. Um dieses Ziel zu erreichen, kann man diverse Wege beschreiten: Hirnstimulation und Meditation, Marschieren im Gleichschritt und Blick aufs Meer, Grölen im Fußballstadion und Schweben im Floating-Tank, Orgasmen und Sprünge aus dem Flugzeug. Wir haben einige dieser Wege beschrieben und versucht, die beteiligten Prozesse im menschlichen Gehirn aufzuspüren. Der Leser möge dies als Anregung für eigene Versuche verstehen.

Doch zu viel erwarten sollte er nicht: weder Aha-Erlebnis noch Erleuchtung, weder Ekstase noch absolutes Bewusstsein, weder Freiheit noch Erlösung. All das würde nur wieder das Willenssystem in seinem Gehirn aktivieren und die Leere vertreiben. Denn Leere lässt sich nicht wollen. Im Gegenteil! Je energischer man nach ihr greift, umso mehr entgleitet sie.

Was wir stattdessen tun können? Uns so verhalten, dass die Leere von selbst zu uns kommt. Denn sie öffnet sich nur für den, der nichts von ihr erhofft.

Literaturhinweise

Abramson, Paul/ Pinkerton, Steven, »With Pleasure. Thoughts on the Nature of Human Sexuality«, New York/Oxford 1995

Andrews, P. u.a., »Primum non nocere: an evolutionary analysis of whether antidepressants do more harm than good«, Frontiers in Psychology 117 (3), 2012; doi: 10.3389/fpsyg.2012.00117

App, Urs (Hrsg. und Übers.), »Meister Yunmen. Zen-Worte vom Wolkentor-Berg«, Bern 1994

Bausinger, Hermann, »Ergebnisgesellschaft. Facetten der Alltagskultur«, Tübingen 2015

Bell, Charles, »The Hand: Its Mechanism and Vital Endowments as Evincing Design«, Bridgewater 1833; reprinted 1979 by Pilgrims Press

Bianchi-Demicheli, F. u.a., »Neural bases of hypoactive sexual desire disorder in women: an event-related FMRI study«, J Sex Med. 8(9), 2011; doi: 10.1111/j.1743-6109.2011.02376.x. Epub 2011 Jun 30

Birbaumer, N. »Breaking the silence: Brain-computer-interfaces (BCI) for communication and motor control«, Psychophysiology 43, 2006

Bleuler, E. »Die Prognose der Dementia praecox (Schizophreniegruppe)«, Allgemeine Zeitschrift für Psychiatrie und psychischgerichtliche Medizin 65, 1908

Borjigin, J. u.a., »Surge of neurophysiological coherence and connectivity in the dying brain«, PNAS 110(35), 2013

Bragagna, Elia, »Der weibliche Orgasmus: Jenseits von Mythen«, gynäkologie + geburtshilfe, 2013/S1

Brown R./ Milner P. »The legacy of Donald O. Hebb: more than the Hebb Synapse«, Nature Reviews Neuroscience 4, December 2003; doi: 10.1038/nrn1257

Buckner, R.L. u.a., »The brain's default Network«, Annals of the New York Academy of Sciences 1124, 2008

Buyukturkoglu, K. u.a., »Self-Regulation of Anterior Insula with Real-Time fMRI and Its Behavioral Effects in Obsessive-Compulsive Disorder: A Feasibility Study«, PLoS One, 10(8), 2015; doi: 10.1371/journal.pone.0135872. eCollection 2015

Cameron, D.J. u.a., »Cross-cultural influences on rhythm processing: reproduction, discrimination, and beat tapping«, Front Psychol. 366 (6), 2015; doi: 10.3389/fpsyg.2015.00366

Caria, A. u.a., »Regulation of anterior insular cortex activity using real-time fMRI«, NeuroImage 35, 2007; doi: 10.1016/j.neuroimage.2007.01.018

Carlson N.R. u.a., Sample Chapter 4 in »Psychology: The Science of Behavior«, New York 2013; www.pearsonhighered.com/samplechapter/0205472893.pdf

Chang, Y.C. u.a., »Tooth-brushing epilepsy with ictal orgasms«, Seizure 13(3), 2004; doi: 10.1016/S1059-1311(03)00109-2

Christoff, K. u.a., »Experience sampling during fMRI reveals default network and executive system contributions to mind wandering«, PNAS 106, 2009

Cole, Jonathan/ Waterman, Ian, »Pride and a daily Marathon«, Cambridge 1995

Cybulska, E. »The madness of Nietzsche: a misdiagnosis of the millennium?«, Hospital Medicine 61(8), 2000; PMID 11045229

Dluzen, D. u.a., »Measurement of Hormonal and Neural Correlates of Reproductive Behavior«, Methods of Neurosciences 14, 1993

Dziobek, I. u.a., »Neuronal correlates of altered empathy and social cognition in borderline personality disorder«, Neuroimage 57(2), 2011; doi: 10.1016/j.neuroimage.2011.05.005. Epub 2011 May 7

Erb, M. u.a., »Neuroimaging Experiments on Meditation«, bookchapter, 2011; published online: www.bme.ufl.edu/labs/sitaram/files /2013/10/BookChapter-Neuroimaging-Experiments-on-Meditation-Erb-Sitaram-2010.pdf

Feinstein, J. u.a., »The Human Amygdala and the Induction and Experience of Fear«, Current Biology 21, 2011; doi: 10.1016/j.cub.2010.11.042

Gallegos-Ayala, G. u.a., »Brain communication in a completely locked-in patient using bedside near-infrared spectroscopy«, Neurology 82(21), 2014; doi: 10.1212/WNL.0000000000000449

Gao, Y. u.a., »Successful and Unsuccessful Psychopaths: A Neurobiological Model«, Behav. Sci. Law 28, 2010; doi: 10.1002/bsl.924

Georgiadis, J.R. u.a., »Regional Cerebral Blood Flow Changes Associated with Clitorally Induced Orgasm in Healthy Women«, Eur J Neurosci. 24(11), 2006

Glenn, A.L. u.a., »Antisocial personality disorder: a current review«, Curr Psychiatry Rep. 15(12), 2013; doi: 10.1007/s11920-013-0427-7

Goenner, Hubert, »Albert Einstein«, München 2015

Gschwind, M. u.a., »Ecstatic Epileptic Seizures – the Role of the Insula in Altered Self-Awareness«, Epileptologie 2014; 31

Han, Byung-Chul, »Philosophie des Zen-Buddhismus«, Stuttgart 2002
Harrison, B.J. u.a., »Consistency and functional specialization in the default mode brain network«, PNAS 105(28), 2008; doi: 10.1073/pnas.0711791105
Harrison, L. u.a., »Thrills, chills, frissons, and skin orgasms: toward an integrative model of transcendent psychophysiological experiences in music«, Front Psychol. 5, 2014; doi: 10.3389/fpsyg.2014.00790
Head, Henry/ Rivers, William Halse, »Studies in Neurology«, Bd. 2; London 1920
Henneman, W.J.P. u.a., »Hippocampal atrophy rates in Alzheimer disease«, Neurology 72(11), 2009; doi: org/10.1212/01.wnl.0000344568.09360.31
Holstege, G. u.a., »Brain Activation during Human Male Ejaculation«, The Journal of Neuroscience 23(27), 2003
Hove, M. u.a., »Superior time perception for lower musical pitch explains why bass-ranged instruments lay down musical rhythms«, PNAS 111(28), 2014; doi: 10.1073/pnas.1402039111
Irle, E. u.a., »Reduced size and abnormal asymmetry of parietal cortex in women with borderline personality disorder«, Biol Psychiatrie 57 (2), 2005
Judt, Tony, »Das Chalet der Erinnerungen«, Frankfurt 2014
Killingsworth, M./ Gilbert, D. »A wandering mind is an unhappy mind«, Science 330(11), 2010; doi: 10.1126/science.1192439
Komisaruk, B.R. u.a., »Functional MRI of the brain during orgasm in women«, Annu Rev Sex Res. 16, 2005
Lang, S. u.a., »What are you doing when you are doing nothing? ERP components without a cognitive task«, Z. Exp Psychol. 44(1), 1997
Lange-Eichbaum, Wilhelm, »Nietzsche. Krankheit und Wirkung«, Hamburg 1946
LeDoux, Joseph, »Das Netz der Gefühle. Wie Emotionen entstehen«, München 2001
Lilly, John, »The Deep Self: Consciousness Exploration in the Isolation Tank«, Reprint, London 2006
Lotze, M. u.a., »The musician's brain: functional imaging of amateurs and professionals during performance and imagery«, Neuroimage 20(3), 2003
Lyons, I.M. u.a., »When Math Hurts: Math Anxiety Predicts Pain Network Activation in Anticipation of Doing Math«, PLoS ONE 7(10), 2012: 2e48076; doi: 10.1371/journal.pone.0048076
Maloy, K. u.a., »Forgettable Sex: A Case of Transient Global Amnesia Presenting to the Emergency Department«, J Emerg Med. 41(3), 2011

Max-Planck-Institut für Bildungsforschung, »Gehirnjogging am Computer hält nicht, was es verspricht«, 21.10.2014; https://www.mpib-berlin.mpg.de/de/presse/2014/10/gehirnjogging-am-computer-haelt-nicht-was-es-verspricht

Milgram, S. »Behavioral Study of Obedience«, The Journal of Abnormal and Social Psychology 67(4), Oct 1963

Moskowitz, A. u.a., »Eugen Bleuler's Dementia Praecox or the Group of Schizophrenias (1911): A Centenary Appreciation and Reconsideration«, Schizophr Bull. 37(3), 2011; doi: 10.1093/schbul/sbr016

Moutsiana, Ch. u.a., »Insecure attachment during infancy predicts greater amygdala volumes in early adulthood«, Journal of Child Psychology and Psychiatry, first published online: 23 Aug 2014; doi: 10.1111/jcpp.12317

Mühlensiep, M. u.a., »The Effects of Frequency-modified Electronic Music on Sleep Onset and Maintenance«, http://schlafmedizin.vigoris-healthcare.de/wp-content/uploads/2014/10/Inpulser-Studie.pdf

Nakata, H. u.a., »Meditation reduces pain-related neural activity in the anterior cingulate cortex, insula, secondary somatosensory cortex, and thalamus«, Front Psychol. 5, 2014; Published online 2014 Dec 16; doi: 10.3389/fpsyg.2014.01489

Naqvi, N. u.a., »Damage to the Insula disrupts Addiction to Cigarette Smoking«, Science 315(5811), 2007; doi: 10.1126/science.1135926

Nestle, Wilhelm, »Die Vorsokratiker. In Auswahl übersetzt und herausgegeben«, Jena 1922

Neumann, Karl Eugen (Übers.), »Die Reden des Buddha«, Altenmünster 2012

Newberg, Andrew/ d'Aquili, Eugene / Rause, Vince, »Der gedachte Gott. Wie Glaube im Gehirn entsteht«, München 2003

Nietzsche, Friedrich, »Sämtliche Werke: Kritische Studienausgabe in 15 Bänden«, München 2005

Parnia, S. u.a., »AWARE – Awareness during Resuscitation«, Resuscitation 85(12), 2014; doi: org/10.1016/j.resuscitation.2014.09.004

Persinger, M. »I would kill in God's name: role of sex, weekly church attendance, report of a religious experience, and limbic lability«, Percept Mot Skills 85(1), 1997

Pulvermüller, F. u.a., »Electrophysiological distinction of vocabulary types«, Electroenceph Clin Neurophysiol. 94, 1995

Raichle, M.E. u.a., »A default mode of brain function«, Proc Natl Acad Sci USA 98(2), 2001

Raine, A. »Autonomic nervous system factors underlying disinhibited, antisocial, and violent behavior. Biosocial perspectives and treatment implications«, Ann N Y Acad Sci. 794, 1996

Ramachandran, Vilaynur/ Blakeslee, Sandra, »Die blinde Frau, die sehen kann. Rätselhafte Phänomene unseres Bewusstseins«, Reinbek 2001
Randall, J.G., »Mind-Wandering, Cognition and Performance: A theory-driven Meta-Analysis of Attention Regulation«, Psychol Bulletin 140, 2014
Rapp, Christof (Hrsg.), »Die Vorsokratiker«, München 2007
Robert, J. u.a., »The invisible addiction: Cell-phone activities and addiction among male and female college students«, Journal of Behavioral Addictions 3(4), 2014: doi: 10.1556/JBA.3.2014.015
Sagioglou, C. u.a., »Individual differences in bitter taste preferences are associated with antisocial personality traits«, Appetite 96, 2016; doi: 10.1016/j.appet.2015.09.031. Epub 2015 Sep 30
Sax, Leonard, »What was the cause of Nietzsche's dementia?«, Journal of Medical Biography 11, 2003
Schain, Richard, »The Legend of Nietzsche's Syphilis«, Contributions in Medical Studies, vol. 46, St. Barbara 2001
Schilbach, L. u.a., »Minds at Rest? Social Cognition as the Default Mode of Cognizing and its Putative Relation to the Default System of the Brain«, Consciousness and Cognition 17, 2008
Schirmer-Mokwa, K.L. u.a., »Evidence for Enhanced Interoceptive Accuracy in Professional Musicians«, Front Behav Neurosci. Dec 17/ 2015; doi: 10.3389/fnbeh.2015.00349
Schmaal, L. u.a., »Subcortical brain alterations in major depressive disorder: findings from the ENIGMA Major Depressive Disorder working group«, Molecular Psychiatry advance online publication 30 June 2015; doi: 10.1038/mp.2015.69
Schopenhauer, Arthur, »Gesammelte Werke in zehn Bänden«, Zürich 2007
Schulze, Gerhard, »Die Erlebnisgesellschaft. Kultursoziologie der Gegenwart«, Frankfurt a.M. 1992
Sitaram, R. u.a., »Volitional control of the anterior insula in criminal psychopaths using real-time fMRI neurofeedback: a pilot study«, Front. Behav. Neurosci., 14 October 2014; doi: 10.3389/fnbeh.2014.00344
Solomon, E. u.a., »Sensory Deprivation«, Harvard University Press 1961
Stölzel, Simone/ Stölzel, Thomas (Hrsg.), »Zersplitternde Gewißheiten: Ein E.M. Cioran-Lesebuch«, Berlin 2002
Suedfeld, Peter, »Restricted environmental stimulation: research and clinical applications«, New York 1980
Suedfeld, P. u.a., »Autobiographical memory and affect under conditions of reduced environmental stimulation«, J. Environmental Psych 15 (4), 1995
Suedfeld, Peter (Ed.), »Light from the Ashes: Social Science Careers of Young Holocaust Refugees and Survivors«, Ann Arbor: University of Michigan 2001

Suzuki, Daisetz Teitaro, »An Interpretation of Zen-Experience«, in: Moore, Charles, »Philosophy – East and West«, Princeton University Press 1944

Tsakiris, M. u.a., »Neural signatures of body ownership: a sensory network for bodily self-consciousness«, Cereb Cortex 17(10), 2007

Tsakiris, M. »My body in the brain: a neurocognitive model of body-ownership«, Neuropsychologia 48(3), 2010; doi: 10.1016/j.neuropsychologia.2009.09.034. Epub 2009 Oct

Van de Wetering, Janwillem, »Der leere Spiegel. Erfahrungen in einem japanischen Zen-Kloster«. Aus dem Niederländischen von Herbert Graf, Reinbek 2014

Van Erp, T.G.M. u.a., »Subcortical brain volume abnormalities in 2028 individuals with schizophrenia and 2540 healthy controls via the ENIGMA consortium«, Molecular Psychiatry 21, 2016; doi: 10.1038/mp.2015.63

Von Helversen, B. u.a., »Performance Benefits of Depression«, Journal of Abnormal Psychology, April 18, 2011; doi: 10.1037/a0023238

Wallace, David Foster, »Unendlicher Spaß«, Roman. Aus dem Englischen von Ulrich Blumenbach, Köln 2009

Walsh, L.D. u.a., »Proprioceptive signals to the sense of body ownership«, J Physiol 589(15), 2011; doi: 10.1113/jphysiol.2011.204941. Epub 2011 Apr 26

Wilson, T.D. u.a., »Just think: The challenges of a disengaged mind«, Science 345, 4 July 2014; doi: 10.1126/science.1250830

Winkler, I. u.a., »Newborn infants detect the beat in music«, PNAS, Early Edition, 2009; doi: 10.1073/pnas.0809035106

Wolpaw J. u.a., »Brain-computer interfaces for communication and control«, Clin Neurophys. 113, 2002

Zentner, M. u.a., »Rhythmic engagement with music in infancy«, PNAS 107(13), 2010; doi: 10.1073/pnas.1000121107

Zubek, J.P. (ed.), »Sensory Deprivation«, New York 1969

Register